郑氏分部循经取穴 全图解

取穴演示 郑魁山
主 编 方晓丽

 阳辅
 悬钟
 丘墟
足临泣
地五会
侠溪
足窍阴

全国百佳图书出版单位
中国中医药出版社

图书在版编目（CIP）数据

郑氏分部循经取穴全图解 / 方晓丽主编 . -- 北京：中国中医药出版社，2025.4.
ISBN 978-7-5132-8863-7

Ⅰ . R245.9-64

中国国家版本馆 CIP 数据核字第 20240RG083 号

融合出版数字化资源服务说明
本书为融合出版物，其数字化资源在全国中医药行业教育云平台"医开讲"发布。
资源访问说明
1. 扫描右方二维码下载"医开讲 APP"注册登录。
2. 首页搜索本书，单击进入书籍详情页。
3. 点击"立即购买"，选择"全部"，点击"选择支付"（0.00 元），显示支付成功。
4. 点击 APP 首页的"扫图"，扫描书内二维码，即可访问相关数字化资源

中国中医药出版社出版
北京经济技术开发区科创十三街 31 号院二区 8 号楼
邮政编码　100176
传真　010-64405721
廊坊市佳艺印务有限公司印刷
各地新华书店经销

开本 710×1000　1/16　印张 16　字数 205 千字
2025 年 4 月第 1 版　2025 年 4 月第 1 次印刷
书号　ISBN 978 – 7 – 5132 – 8863 – 7

定价　68.00 元
网址　www.cptcm.com

服 务 热 线　010-64405510
购 书 热 线　010-89535836
维 权 打 假　010-64405753

微信服务号　zgzyycbs
微商城网址　https://kdt.im/LIdUGr
官 方 微 博　http://e.weibo.com/cptcm
天猫旗舰店网址　https://zgzyycbs.tmall.com

如有印装质量问题请与本社出版部联系（010-64405510）
版权专有　侵权必究

《郑氏分部循经取穴全图解》
编委会

取穴演示
郑魁山

主　编
方晓丽

副主编
杜小正　刘　强　秦晓光

编　委
郑俊朋　侯泽龙　苏成红　宋亚文
姜　影　刘莉梅　靳鹏超

前 言

甘肃郑氏针法学术流派于2012年入选国家中医药管理局第一批"全国中医学术流派传承工作室建设"项目，为中国十大针灸学术流派之一。甘肃郑氏针法，经过五代历时一个多世纪的传承，形成了以古典针刺手法的应用与创新为核心，具有"理、法、方、穴、术"完整理论的针灸学术体系。甘肃郑氏针法学术流派渊源清晰，以独具特色的针灸学术理论体系及郑氏特技传统针刺手法体系，卓越的临床疗效，享誉海内外。郑魁山先生为中国著名针灸大家、中国传统针法传承与创新之杰出代表、郑氏针法代表性传承人。在其近70载的临床、教学和科研生涯中，以传承弘扬传统针灸为己任，成就斐然，对中国乃至世界针灸事业的发展作出了卓越贡献。2017年应人民卫生出版社约稿出版了《中国十大针灸流派临床经验全图解》丛书之一《甘肃郑氏针法流派临床经验全图解》，书中附有大量郑魁山老先生临证传统针刺手法操作图片与珍贵视频，受到广大读者的好评。

准确循经取穴是针灸医生的重要基本功之一，而准确取穴双手配合也是实施针刺手法的先决条件。郑氏针法非常注重针法操作在治疗过程中独特且重要的作用，同时对腧穴也有非常全面深刻和独到的认识与实践经验。郑氏强调要从腧穴穴性、腧穴功效层面认识腧穴，实现针灸临床"理、法、方、穴、术"各环节的完美结合。2019年，甘肃郑氏针法学术流派传承工作室入选国家中医药管理局中医流派二期建设项目，我们继续挖掘整理郑魁山先生生前针灸经络腧穴学教学相关影像资料，以及郑氏针灸对经络腧穴的认识与实践经验，特编写《郑氏分部循经取穴全图解》一书，旨在进一步全面弘扬郑氏针灸学术特色理论，为培养优秀的针灸医生，以及为名老中医学术思想、临床经验和针灸学术流派的传承与发展尽绵薄之力。

　　本书所配用视频是郑魁山老先生亲自演示的针灸教学"传统针灸取穴法"，曾获甘肃省高校优秀成果奖和中国中医药文化博览会"神农杯"优秀奖。

　　本书分为三部分。第一部分为导言，介绍了郑氏针灸对经络腧穴的认识与实践；第二部分为郑魁山先生传统分部循经取穴法，从头颈、躯干、上肢、下肢分部位介绍郑氏循经取穴法，各部位腧穴以视频中出现的先后顺序排列，定位参照郑魁山先生编著的《郑氏针灸全集》，并配有图片及郑魁山先生亲自演示的循经取穴视频；第三部分为郑氏针法学术流派发展渊源、传承及主要学术思想、甘肃郑氏针法学术流派代表性传人人物传记，介绍了历代郑氏针法代表性传承人的学术成就。本书可供中医针灸临床、教学和科研工作者及中医针灸爱好者借鉴使用。

甘肃中医药大学甘肃郑氏针法学术流派传承工作室

郑氏弟子　方晓丽

二〇二一年三月于金城兰州

目录

导 言

一、揣穴的意义 /003

二、揣穴的具体方法 /005

第一章 头颈部腧穴

一、经脉循行 /007

（一）任督二脉经脉循行 /007

（二）手三阳经经脉循行 /008

（三）足三阳经经脉循行 /009

二、腧穴 /010

（一）颜面部腧穴 /010

素髎（督脉） /010

水沟（督脉） /011

兑端（督脉） /011

龈交（督脉） /012

承浆（任脉） /012

攒竹（足太阳膀胱经） /012

睛明（足太阳膀胱经） /014

迎香（手阳明大肠经） /014

口禾髎（手阳明大肠经） /015

阳白（足少阳胆经） /015

承泣（足阳明胃经） /016

四白（足阳明胃经） /017

巨髎（足阳明胃经） /017

地仓（足阳明胃经） /017

丝竹空（手少阳三焦经） /018

瞳子髎（足少阳胆经） /019

颧髎（手太阳小肠经） /019

大迎（足阳明胃经） /020

上关（足少阳胆经） /020

下关（足阳明胃经） /021

颊车（足阳明胃经） /021

（二）耳郭周围腧穴 /022

耳门（手少阳三焦经） /022

听宫（手太阳小肠经） /023

听会（足少阳胆经） /023

耳和髎（手少阳三焦经）	/024	哑门（督脉）	/035
曲鬓（足少阳胆经）	/024	曲差（足太阳膀胱经）	/036
头维（足阳明胃经）	/024	眉冲（足太阳膀胱经）	/037
悬颅（足少阳胆经）	/025	五处（足太阳膀胱经）	/037
颔厌（足少阳胆经）	/025	承光（足太阳膀胱经）	/037
悬厘（足少阳胆经）	/026	通天（足太阳膀胱经）	/038
角孙（手少阳三焦经）	/026	络却（足太阳膀胱经）	/038
瘈脉（手少阳三焦经）	/027	玉枕（足太阳膀胱经）	/038
颅息（手少阳三焦经）	/028	天柱（足太阳膀胱经）	/039
翳风（手少阳三焦经）	/028	头临泣（足少阳胆经）	/040
率谷（足少阳胆经）	/029	本神（足少阳胆经）	/041
天冲（足少阳胆经）	/029	目窗（足少阳胆经）	/041
头窍阴（足少阳胆经）	/029	正营（足少阳胆经）	/042
浮白（足少阳胆经）	/030	承灵（足少阳胆经）	/042
完骨（足少阳胆经）	/030	脑空（足少阳胆经）	/042
（三）顶枕部腧穴	/031	风池（足少阳胆经）	/043
神庭（督脉）	/031	（四）颈项部腧穴	/044
上星（督脉）	/032	廉泉（任脉）	/044
百会（督脉）	/032	天突（任脉）	/045
前顶（督脉）	/033	人迎（足阳明胃经）	/045
囟会（督脉）	/033	气舍（足阳明胃经）	/046
后顶（督脉）	/033	水突（足阳明胃经）	/046
脑户（督脉）	/034	缺盆（足阳明胃经）	/047
强间（督脉）	/035	扶突（手阳明大肠经）	/047
风府（督脉）	/035	天鼎（手阳明大肠经）	/048

天窗（手太阳小肠经）	/048	彧中（足少阴肾经）	/058
天容（手太阳小肠经）	/048	俞府（足少阴肾经）	/058
天牖（手少阳三焦经）	/049	气户（足阳明胃经）	/059
		库房（足阳明胃经）	/060

第二章　躯干部腧穴

		屋翳（足阳明胃经）	/060
一、经脉循行	/050	膺窗（足阳明胃经）	/060
（一）躯干前部经脉循行	/050	乳中（足阳明胃经）	/061
（二）躯干侧部经脉循行	/051	乳根（足阳明胃经）	/061
（三）躯干后部经脉循行	/051	食窦（足太阴脾经）	/062
（四）肩胛部经脉循行	/052	天溪（足太阴脾经）	/062
		胸乡（足太阴脾经）	/063
二、腧穴	/053	周荣（足太阴脾经）	/063
		天池（手厥阴心包经）	/063
（一）躯干前部腧穴	/053	云门（手太阴肺经）	/064
1.胸部腧穴	053	中府（手太阴肺经）	/064
璇玑（任脉）	/053	2.腹部腧穴	065
华盖（任脉）	/054	中脘（任脉）	/065
紫宫（任脉）	/054	巨阙（任脉）	/066
玉堂（任脉）	/055	鸠尾（任脉）	/066
膻中（任脉）	/055	上脘（任脉）	/067
中庭（任脉）	/056	下脘（任脉）	/067
步廊（足少阴肾经）	/056	建里（任脉）	/068
神封（足少阴肾经）	/057	水分（任脉）	/068
灵墟（足少阴肾经）	/057	神阙（任脉）	/069
神藏（足少阴肾经）	/058	关元（任脉）	/069

气海（任脉）	/070	大巨（足阳明胃经）	/084
阴交（任脉）	/071	水道（足阳明胃经）	/085
石门（任脉）	/071	归来（足阳明胃经）	/085
曲骨（任脉）	/071	气冲（足阳明胃经）	/086
中极（任脉）	/072	冲门（足太阴脾经）	/086
会阴（任脉）	/072	府舍（足太阴脾经）	/087
横骨（足少阴肾经）	/074	大横（足太阴脾经）	/088
大赫（足少阴肾经）	/075	腹结（足太阴脾经）	/088
气穴（足少阴肾经）	/075	腹哀（足太阴脾经）	/089
四满（足少阴肾经）	/076	期门（足厥阴肝经）	/089
中注（足少阴肾经）	/076	日月（足少阳胆经）	/090
肓俞（足少阴肾经）	/077	（二）躯干侧部腧穴	/090
商曲（足少阴肾经）	/078	渊腋（足少阳胆经）	/090
石关（足少阴肾经）	/078	辄筋（足少阳胆经）	/091
阴都（足少阴肾经）	/079	大包（足太阴脾经）	/092
腹通谷（足少阴肾经）	/079	京门（足少阳胆经）	/092
幽门（足少阴肾经）	/080	章门（足厥阴肝经）	/093
不容（足阳明胃经）	/080	带脉（足少阳胆经）	/093
承满（足阳明胃经）	/081	五枢（足少阳胆经）	/094
梁门（足阳明胃经）	/081	维道（足少阳胆经）	/094
关门（足阳明胃经）	/082	（三）躯干后部腧穴	/095
太乙（足阳明胃经）	/082	1.背部腧穴	095
滑肉门（足阳明胃经）	/082	大椎（督脉）	/095
天枢（足阳明胃经）	/083	陶道（督脉）	/096
外陵（足阳明胃经）	/084	身柱（督脉）	/096

神道（督脉）	/097	意舍（足太阳膀胱经）	/109
灵台（督脉）	/097	胃仓（足太阳膀胱经）	/110
至阳（督脉）	/097	2. 腰背部腧穴	110
筋缩（督脉）	/098	悬枢（督脉）	/110
中枢（督脉）	/098	命门（督脉）	/111
脊中（督脉）	/098	腰阳关（督脉）	/112
大杼（足太阳膀胱经）	/099	三焦俞（足太阳膀胱经）	/112
风门（足太阳膀胱经）	/100	肾俞（足太阳膀胱经）	/113
肺俞（足太阳膀胱经）	/100	气海俞（足太阳膀胱经）	/114
厥阴俞（足太阳膀胱经）	/101	大肠俞（足太阳膀胱经）	/114
心俞（足太阳膀胱经）	/101	关元俞（足太阳膀胱经）	/114
督俞（足太阳膀胱经）	/102	肓门（足太阳膀胱经）	/115
膈俞（足太阳膀胱经）	/102	志室（足太阳膀胱经）	/116
肝俞（足太阳膀胱经）	/103	3. 尾骶部腧穴	116
胆俞（足太阳膀胱经）	/104	腰俞（督脉）	/116
脾俞（足太阳膀胱经）	/104	长强（督脉）	/117
胃俞（足太阳膀胱经）	/105	小肠俞（足太阳膀胱经）	/118
附分（足太阳膀胱经）	/105	膀胱俞（足太阳膀胱经）	/119
魄户（足太阳膀胱经）	/106	中膂俞（足太阳膀胱经）	/119
膏肓（足太阳膀胱经）	/107	白环俞（足太阳膀胱经）	/120
神堂（足太阳膀胱经）	/107	上髎（足太阳膀胱经）	/120
譩譆（足太阳膀胱经）	/108	次髎（足太阳膀胱经）	/121
膈关（足太阳膀胱经）	/108	中髎（足太阳膀胱经）	/121
魂门（足太阳膀胱经）	/108	下髎（足太阳膀胱经）	/121
阳纲（足太阳膀胱经）	/109	会阳（足太阳膀胱经）	/122

胞肓（足太阳膀胱经）	/122	侠白（手太阴肺经）	/133
秩边（足太阳膀胱经）	/123	尺泽（手太阴肺经）	/133
（四）肩胛部腧穴	/123	孔最（手太阴肺经）	/134
肩髃（手阳明大肠经）	/123	列缺（手太阴肺经）	/134
巨骨（手阳明大肠经）	/124	经渠（手太阴肺经）	/135
肩贞（手太阳小肠经）	/125	太渊（手太阴肺经）	/136
臑会（手少阳三焦经）	/126	鱼际（手太阴肺经）	/136
天宗（手太阳小肠经）	/126	少商（手太阴肺经）	/137
秉风（手太阳小肠经）	/127	极泉（手少阴心经）	/137
曲垣（手太阳小肠经）	/127	青灵（手少阴心经）	/138
肩外俞（手太阳小肠经）	/127	少海（手少阴心经）	/138
肩中俞（手太阳小肠经）	/128	神门（手少阴心经）	/139
肩髎（手少阳三焦经）	/128	阴郄（手少阴心经）	/140
肩井（足少阳胆经）	/128	通里（手少阴心经）	/140
天髎（手少阳三焦经）	/129	灵道（手少阴心经）	/141
		少府（手少阴心经）	/141

第三章　上肢部腧穴

		少冲（手少阴心经）	/142
一、经脉循行	/130	天泉（手厥阴心包经）	/142
		曲泽（手厥阴心包经）	/143
（一）上肢内侧经脉循行	/130	大陵（手厥阴心包经）	/144
（二）上肢外侧经脉循行	/131	内关（手厥阴心包经）	/145
		间使（手厥阴心包经）	/145
二、腧穴	/132	郄门（手厥阴心包经）	/146
（一）上肢内侧腧穴	/132	劳宫（手厥阴心包经）	/146
天府（手太阴肺经）	/132	中冲（手厥阴心包经）	/147

（二）上肢外侧腧穴	/148	中渚（手少阳三焦经）	/162
商阳（手阳明大肠经）	/148	阳池（手少阳三焦经）	/162
二间（手阳明大肠经）	/149	外关（手少阳三焦经）	/163
三间（手阳明大肠经）	/149	支沟（手少阳三焦经）	/164
合谷（手阳明大肠经）	/150	会宗（手少阳三焦经）	/164
阳溪（手阳明大肠经）	/151	三阳络（手少阳三焦经）	/164
偏历（手阳明大肠经）	/151	四渎（手少阳三焦经）	/165
温溜（手阳明大肠经）	/152	天井（手太阳小肠经）	/166
曲池（手阳明大肠经）	/152	清冷渊（手太阳小肠经）	/166
下廉（手阳明大肠经）	/153	消泺（手太阳小肠经）	/166
上廉（手阳明大肠经）	/153	臑会（手太阳小肠经）	/167
手三里（手阳明大肠经）	/154		
肘髎（手阳明大肠经）	/154	**第四章 下肢部腧穴**	
手五里（手阳明大肠经）	/155		
臂臑（手阳明大肠经）	/155	一、经脉循行	/168
少泽（手太阳小肠经）	/155	（一）下肢内侧经脉循行	/168
前谷（手太阳小肠经）	/156	（二）下肢外侧经脉循行	/169
后溪（手太阳小肠经）	/157		
腕骨（手太阳小肠经）	/157	二、腧穴	/171
阳谷（手太阳小肠经）	/158	（一）下肢内侧腧穴	/171
养老（手太阳小肠经）	/158	隐白（足太阴脾经）	/171
支正（手太阳小肠经）	/159	大都（足太阴脾经）	/172
小海（手太阳小肠经）	/160	太白（足太阴脾经）	/172
关冲（手少阳三焦经）	/160	公孙（足太阴脾经）	/173
液门（手少阳三焦经）	/161	商丘（足太阴脾经）	/173

三阴交（足太阴脾经）	/174	急脉（足厥阴肝经）	/188
漏谷（足太阴脾经）	/174	阴廉（足厥阴肝经）	/189
阴陵泉（足太阴脾经）	/175	足五里（足厥阴肝经）	/189
地机（足太阴脾经）	/176	（二）下肢外侧腧穴	/189
血海（足太阴脾经）	/176	髀关（足阳明胃经）	/189
箕门（足太阴脾经）	/177	伏兔（足阳明胃经）	/190
涌泉（足少阴肾经）	/178	阴市（足阳明胃经）	/191
然谷（足少阴肾经）	/179	梁丘（足阳明胃经）	/192
照海（足少阴肾经）	/179	犊鼻（足阳明胃经）	/192
太溪（足少阴肾经）	/180	足三里（足阳明胃经）	/193
大钟（足少阴肾经）	/180	上巨虚（足阳明胃经）	/194
水泉（足少阴肾经）	/181	下巨虚（足阳明胃经）	/194
复溜（足少阴肾经）	/181	条口（足阳明胃经）	/195
交信（足少阴肾经）	/182	丰隆（足阳明胃经）	/195
筑宾（足少阴肾经）	/182	解溪（足阳明胃经）	/196
阴谷（足少阴肾经）	/183	冲阳（足阳明胃经）	/196
大敦（足厥阴肝经）	/183	内庭（足阳明胃经）	/197
行间（足厥阴肝经）	/184	陷谷（足阳明胃经）	/197
太冲（足厥阴肝经）	/185	厉兑（足阳明胃经）	/198
中封（足厥阴肝经）	/185	承扶（足太阳膀胱经）	/198
蠡沟（足厥阴肝经）	/186	殷门（足太阳膀胱经）	/199
中都（足厥阴肝经）	/187	委中（足太阳膀胱经）	/199
膝关（足厥阴肝经）	/187	委阳（足太阳膀胱经）	/200
曲泉（足厥阴肝经）	/187	浮郄（足太阳膀胱经）	/201
阴包（足厥阴肝经）	/188	合阳（足太阳膀胱经）	/201

承筋（足太阳膀胱经）	/201	阳交（足少阳胆经）	/212
承山（足太阳膀胱经）	/202	外丘（足少阳胆经）	/213
飞扬（足太阳膀胱经）	/203	光明（足少阳胆经）	/213
昆仑（足太阳膀胱经）	/204	悬钟（足少阳胆经）	/213
跗阳（足太阳膀胱经）	/204	阳辅（足少阳胆经）	/214
仆参（足太阳膀胱经）	/205	丘墟（足少阳胆经）	/215
申脉（足太阳膀胱经）	/205	足临泣（足少阳胆经）	/216
金门（足太阳膀胱经）	/206	地五会（足少阳胆经）	/216
京骨（足太阳膀胱经）	/206	侠溪（足少阳胆经）	/216
束骨（足太阳膀胱经）	/207	足窍阴（足少阳胆经）	/217
足通谷（足太阳膀胱经）	/207		
至阴（足太阳膀胱经）	/208	附录1 郑氏针法学术流派发展渊源与传承	/218
居髎（足少阳胆经）	/208		
环跳（足少阳胆经）	/209	附录2 郑氏针法流派主要学术思想	/222
风市（足少阳胆经）	/210		
中渎（足少阳胆经）	/210	附录3 郑氏针法学术流派代表性传人	/225
膝阳关（足少阳胆经）	/211		
阳陵泉（足少阳胆经）	/211		

导 言

脏腑—经络—腧穴，是一个不可分割的整体。脏腑在内，腧穴在外。当脏腑有病时，可以通过经络从腧穴上反映出来；针刺体表的腧穴，可以通过经络的作用给脏腑以良性的刺激，从而达到治病的目的。可见，所有针刺手法一定要通过人体的特定部位——腧穴，并给予一定的刺激才能实现，而且要通过经络的转输，以调节人体的阴阳、气血，改善人体的脏腑功能，从而达到治疗疾病的目的。因此，针刺手法的应用，必须在掌握了经络、腧穴等理论的基础上，才能更好地发挥作用。腧穴的本质在《灵枢·九针十二原》中有解释："节之交，三百六十五会……所言节者，神气之所游行出入也，非皮肉筋骨也。"郑氏强调要从腧穴穴性、腧穴功效层面认识腧穴，实现针灸临床"理、法、方、穴、术"各环节的完美结合，探索针灸配穴和针刺手法的应用规律，从而达到最佳疗效。

1.穴性和功能相结合的腧穴功效理论：郑氏根据家传临证多年体会，总结概括性地阐明了穴位的穴性与功能，如上脘、中脘、下脘穴，其穴性功效基本相同，都能治疗消化系统疾病。郑氏认为上脘偏于降逆和胃，可治胃气上逆之呕吐；中脘长于健脾助运，可疗脾失健运之纳差、疲乏、浮肿等症；下脘偏于肠道疾患，可治腹痛、腹胀、肠鸣、泄泻等症。

2.同一穴位取穴方法不同治疗病症各异：郑氏在多年的临证实践中，总结出一些重要穴位在治疗不同的病症时，需要用不同的取穴方法才能取得好的疗效。如合谷穴，郑氏认为取穴法有三种：①拇食二指并拢，在拇食二指之间虎口纹头上，针沿食指侧直刺；②拇食二指张开，在虎口上赤白肉际凹陷中，针向两掌骨间近端斜刺；③握拳在第二掌指关节与第一掌骨腕端连线的中点，直刺透劳宫。合谷有较好的解表退热和通经镇痛作用，治疗相当广泛，但由于取穴和刺法不同，其适应证亦随之有别。上述第一种针法，属于常规用穴法，正如《四总要穴歌》中"面口合谷收"之句，为后世治疗头面部疾病的依据。配风池治疗发热汗不出；配下关治疗上牙痛；配太冲古称"四关穴"，有开窍醒神之功，故可治疗手足抽搐、小儿惊风、中风昏迷、口噤不开等。第二种针法，是郑氏治疗狂躁型精神病的经验用穴法。进针后施以赤凤摇头手法，可立即使患者出现抑制状态，起到较理想的镇静作用。第三种针法常用于治疗鹅掌风。

3.临证处方精妙，力专而效宏：郑氏临证处方腧穴功效与手法并重，提倡要对症选取特效穴，取穴少而精，将郑氏特色手法巧妙地与穴位结合，以提高疗效，大部分处方3～5穴。如治疗冠状动脉粥样硬化性心脏病时主穴以内关为主，针刺时将针刺入穴内，施以温通针法，必须使针感传向心胸部，以降气宽胸、活血通络、宁心安神，具有促进血液循环、调节心脏功能的作用；治疗风寒表证，采用汗法原理取穴风池、大椎、合谷等，运用烧山火手法以达发汗解表、祛邪外出之功效。郑氏在临床上用温通针法治疗时，采用最多的穴位为风池，辨证清楚后，先取主穴，以"温通"针法作为主要操作手法，配穴手法依据患者具体病情进行施治，临证治疗各种疑难病症，疗效满意。治疗小儿脑瘫，主穴以风池、百会、绝骨等穴为主，施以温通针法，不留针，配穴手法依患者病情而定；治疗嗅觉障碍以风池穴为主，施行温通针法，使针感传至鼻部；治疗周围性面瘫的主穴为患侧风池、健侧合谷穴，在此穴行温通针法致患侧面部产生热感守气，再施以配穴手法；临证均取得良好疗效。

郑氏认为，针感、疗效与定穴是否准确、揣穴是否找到感觉密切相关。郑氏认为，取穴定位应当准确。他主张在针刺前要先用（左手）手指在穴位处进行揣、按、循、摸，目的是揣摸肌肉的厚薄，孔穴的大小，指感的位置，从而准确确定穴位，还可以分拨妨碍进针的肌腱、血管，以确定进针的方向和深浅。

一、揣穴的意义

《灵枢·刺节真邪》篇曰："用针者，必先察其经络之实虚，切而循之，按而弹之，视其应动者乃后取而下之。"说明古代就重视揣穴在针刺治疗中的运用，而现代针灸临床在针刺过程中却往往忽视了这一重要环节。《灵枢·九针十二原》曰："所言节者，神气之所游行出入也，非皮肉筋骨也。"说明腧穴是神气出入之所，查明腧穴所在，方可用针施灸。从解剖结构上来看，腧穴位于神经、肌肉、骨骼等组织的间隙中，所以针刺前通过左手揣按可以了解腧穴内部的情况，准确进针，针感才可以循经传导，使气至病所，这是针刺治疗疾病取得疗效的关键，即取穴准确，得气方速。《难经·七十八难》中指出："知为针者信其左，不知为针者信其右。"故凡深知针术之妙者，当信左手之施术，对针术无知或浅薄者方信持针之右手。这充分说明左手揣穴在针刺治疗过程中的作用不可忽视。

1.探明穴位，以利进针：腧穴定位准确与否，直接关系到针刺的疗效。在针刺前，根据处方的要求，先按照腧穴定位法准确取穴，医者的左手揣穴似侦察兵，在取穴时起到关键的作用。具体体现在以下几方面。①定穴：为求得穴位的准确，医者用左手的拇指或食指放在穴位处，向前后、左右推拉、揉按、揣摸找出患者自觉酸胀明显处，即是腧穴所在，由此可以确定进针点。②了解穴情：穴位定取之后，医者可用左手拇指或食指按压所定穴局部，细心体会针穴处肌肉厚薄，孔隙大小，指感的位置，周围有没有肌腱、血管，将被针穴位处侦察清楚，把妨碍进针的肌腱、血管等拨开，再确定进针的方向和深浅，做到有的放矢。③寻穴：治疗某些疾病，根据选穴的需要选用阿是穴或压痛点等作为针刺点，需要用左手的切按循，根据手下的感觉及患者的感觉探求最佳的针刺点，即为寻穴。④减轻进针疼痛：如《标幽赋》提出"左手重而多按，欲令气散，右手轻而徐入，不痛之因"就是通过左手拇指或食指在穴位上揣按，可缓解患者紧张情绪，分散患者的注意力，既减轻疼痛，又便于进针。

2. 开通穴道，以利得气：《难经·七十八难》提出："当刺之时，先以左手厌（压）按所针荣俞之处，弹而努之，爪而下之，其气之来，如动脉之状，顺针而刺之。"经文明确地说明，在针刺操作时先用左手压穴进行揣按，当指下显现经气来到时，然后右手推针刺入，这样更有利于得气。也就是说揣穴可以通利脉道，促使气的到来。具体体现在①固护营卫气血：卫气行于阳，营气行于阴，要达到针刺勿伤营血卫气的目的，就必须在针刺前协调熟练运用双手进针法，具体操作正如《难经·七十一难》中所说："刺荣无伤卫者，乃掐按其穴，令气散，以针而刺，是不伤其卫气也，刺卫无伤荣者，乃撮起其穴，以针卧而刺之，是不伤其荣血也。"也就是说医者可以根据病情的虚实，通过左手拇指或食指的揣按来保护营卫，以免刺卫时伤及营血，刺营时卫气泄散，为得气打好基础。②辨别气机之变化：以左手拇指或食指切按住针刺部位，右手持针迅速刺入0.1～0.3寸，再缓慢进针，左手保持不动，随时触及针下气至冲动，候到气至，专心体察穴位处气机之变化，针感之强弱，及时施用补泻手法，不可错过时机。正如《灵枢·九针十二原》所言："知机之道者，不可挂以发，不知机道，扣之不发。"③控制针感：针刺候到气至，欲"气至病所"可用左手协助调节。《金针赋》中指出："欲气上行，将针右捻；欲气下行，将针左捻，按之在前，使气在后；按之在后，使气在前，运气走至疼痛之所。"如欲使针感上行，左手拇指或食指可按于针下，同时右手持针的针尖亦向上推进，双手配合同时向上连续不断地用力；欲使针感向下传导，左手拇指或食指须放在针穴的上方，同时针尖亦向下推进，双手配合同时向下用力，这样就能使针感传导到预定的"病所"。如操作郑氏针刺法"二龙戏珠""穿胛热"等。

揣穴在针刺操作中的作用应该引起重视，因为通过揣穴可以探明穴位内部的情况，确定穴位的深浅和具体正穴点的位置，以便准确无痛进针；揣穴还可以开通穴道，控制针感，协助气至病所。另外，医者治神揣按穴位时可以精确体会针下气机的细微变化，以便及时施行补泻手法，提高针刺疗效。这是针灸医者施行补泻手法的重要前奏。在针刺治疗疾病过程中，不仅要重视右手操作，还要注重左手操作，双手密切配合，充分发挥左手揣穴的作用，才能更大程度地达到"气至病所""效如桴鼓"。

二、揣穴的具体方法

1.指切法：以左手拇指指甲置于被针穴位上，用力掐之为指切。

有宣散局部气血、避免疼痛、固定穴位和协助持针的右手躲避肌腱、血管的作用。

2.按压法：肌肉丰盈疏松处，用左手五指并拢或排开向下用力将肌肉压平，以防移位，便于进针。如中脘穴，中指按压中脘，其他四指排开将腹部压平，称"五穴取一"。

3.分拨法：穴位处有肌腱、血管，先用手指向前后或左右推拨，使其分开，再按住穴位，如内关穴。

4.旋转法：穴位处有骨骼、肌腱或血管覆盖的，令患者将有关的部位旋转，使被覆盖的穴位充分暴露，再以指按穴。如养老穴，令患者屈肘，掌心朝面，小指侧向内旋转，尺骨小头桡侧显示出的陷窝处即为穴位所在。

5.滚摇法：穴位在关节部位，左手以拇指掐住穴位，右手牵拉患者肢体远端，行左右或上下滚摇，使关节松弛，指下便可揣清穴位，如阳池穴。

6.升降法：穴位在关节部位，如解溪穴，以右手固定肢体，拇指紧掐其穴，右手握住足尖，上下摇动，以松动关节，便可揣清穴位。

第一章
头颈部腧穴

一、经脉循行

（一）任督二脉经脉循行

1.**督脉**：由项部正中线上行，经过枕部、头顶、前额、鼻柱至人中沟。（图1，视频1）

2.**任脉**：由胸骨上窝沿颈部正中线上行至颏唇沟。（图1，视频1）

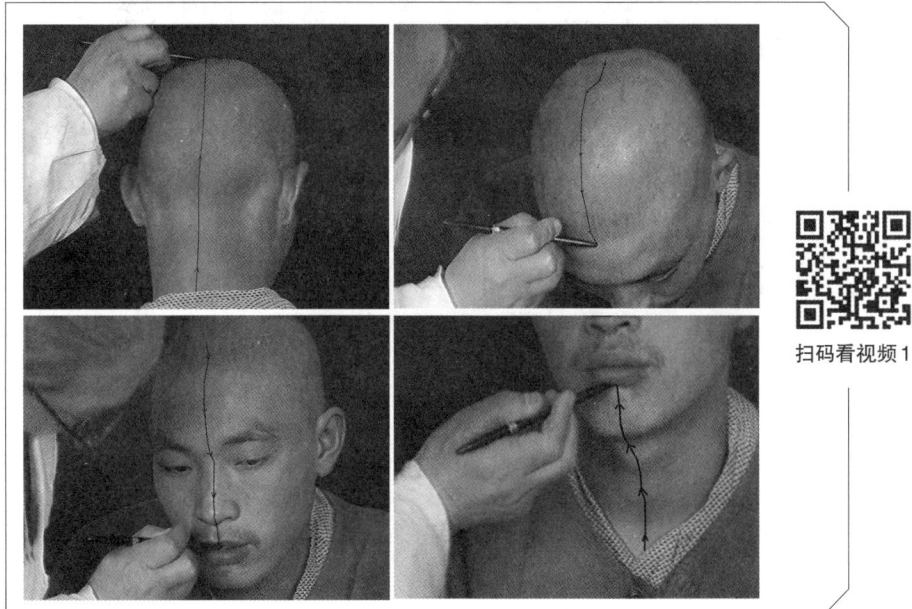

扫码看视频1

图1　任督二脉头颈部经脉循行

（二）手三阳经经脉循行

1. 手阳明大肠经：由颈部外侧上行，经过面颊，交汇于人中沟，至对侧鼻唇沟中。（图2，视频2）

2. 手太阳小肠经：由锁骨上窝沿颈外侧上行，经过面颊，向后循行到耳前。（图2，视频2）

3. 手少阳三焦经：由锁骨上窝沿颈外侧上行，经过耳后，围绕耳

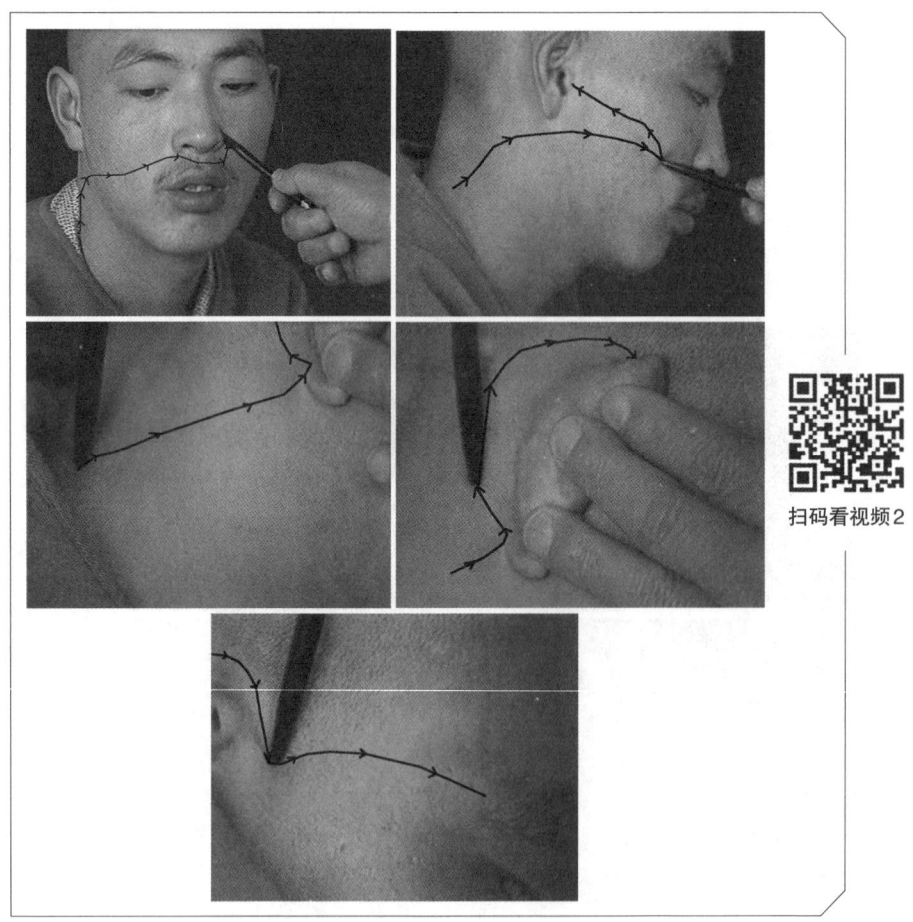

图2　手三阳经头颈部经脉循行

郭循行，经耳前凹陷，前行至眉梢。（图2，视频2）

（三）足三阳经经脉循行

1.足阳明胃经：由鼻旁沿目中线下行，经过口角、下颌下缘、下颌角、颧弓至额角；面部支脉，从下颌角前下行，经过胸锁乳突肌前缘，至锁骨上窝。（图3，视频3）

2.足太阳膀胱经：起于目内眦，上行，经前额、头顶、枕下，沿

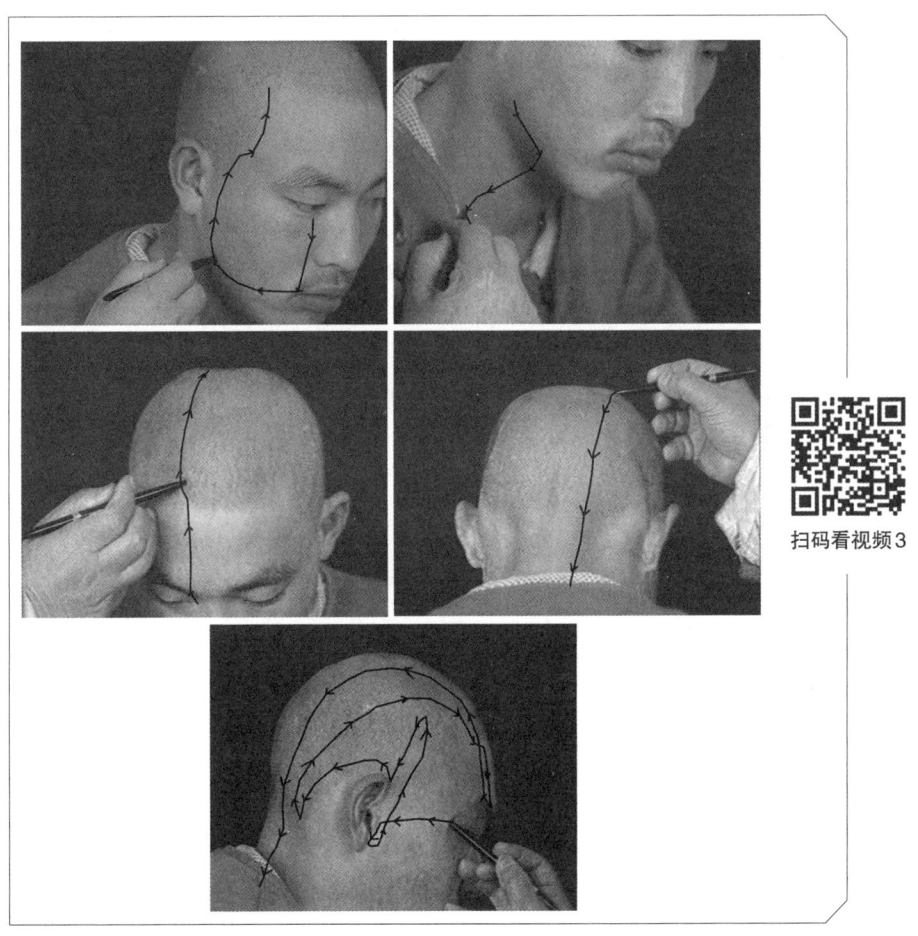

扫码看视频3

图3 足三阳经头颈部经脉循行

督脉旁下行至背部。(图3,视频3)

3.足少阳胆经：起于目外眦，后行至耳前，沿发际上行至额角，再折向耳上，沿耳郭后发际内下行到乳突后下方，折行，沿侧头至眉毛中点上方，再向后沿膀胱经外侧至项部。(图3,视频3)

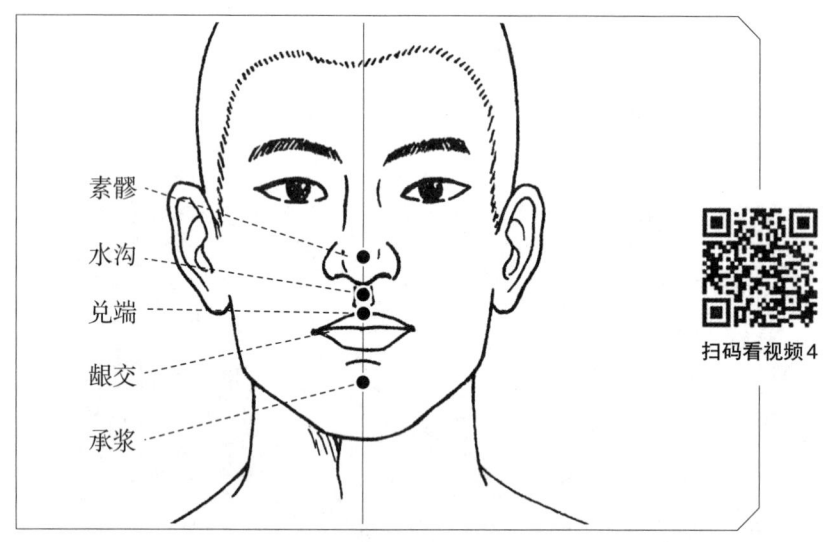

图4　颜面部腧穴1

二、腧穴

(一)颜面部腧穴

素髎(督脉)

【定位与取穴】正坐或仰卧取穴。在人体面部，当鼻尖的正中央(图4,视频4)。

【穴名释义】素，素白；髎，同窌，骨之空隙。此穴在鼻尖陷中，肺色白素，开窍于鼻，故名素髎。

【刺灸法】直刺1~5分，或点刺出血。

【功能】清热开窍。

【主治】鼻塞，鼻衄，鼻中息肉，酒皶鼻，一氧化碳中毒等。

水沟（督脉）

【定位与取穴】仰卧取穴。在鼻尖与上唇尖之间，人中沟当中（图4，视频4）。

【穴名释义】水，水液；沟，沟渠。此穴在鼻柱下人中沟流水液之处，故名水沟、人中。

【刺灸法】向上斜刺5~8分，以有眼泪为度。

【功能】清热息风，苏厥醒神。

【主治】中风，中暑，昏迷，急惊风，休克，癫痫，癔病，精神疾病，口眼㖞斜，面肿，牙痛，腰肌强痛，崩漏，产后血晕等。

【按语】人中又名水沟，系督脉、手阳明大肠经和足阳明胃经之会穴，有醒神开窍之长，为急救穴之一。凡见中风、昏迷、休克都可取此穴救治。配合谷、十二井治疗中风、中暑昏迷和癔病晕厥。配大敦、行间、隐白治疗血崩昏迷。

兑端（督脉）

【定位与取穴】张口取穴。在上嘴唇尖正中，赤白肉际（图4，视频4）。

【穴名释义】兑，兑卦（☱）上缺；端，端正。此穴在上唇端，口上之缺口似兑卦上缺处，故名兑端。

【刺灸法】直刺2~3分，或点刺出血。

【功能】清热利湿。

【主治】唇吻抽痛，牙痛，牙龈肿痛，口噤，癫痫，遗尿，尿闭等。

龈交（督脉）

【定位与取穴】掀起上唇取穴。在上唇内，上唇系带与上齿龈之连接处（图4，视频4）。

【穴名释义】龈，齿龈；交，交会。此穴在唇内上齿龈缝中，为任脉、督脉、手足阳明经之交会处，故名龈交。

【刺灸法】向上斜刺2～5分，或点刺出血。

【功能】清热利湿。

【主治】牙肿痛，牙疳，口疮，鼻塞，癫痫，癔病等。

承浆（任脉）

【定位与取穴】仰卧取穴。在下嘴唇之下，唇沟正中凹陷处（图4，视频4）。

【穴名释义】承，承受；浆，浆水。浆水入口，此穴在下唇之下，能够承受，故名承浆。

【刺灸法】向下斜刺2～5分；灸3～5分钟。

【功能】清热散风，开窍醒神。

【主治】下牙痛，齿龈肿，口噤不开，口疮，面肿，口眼㖞斜，中风昏迷，休克，惊风，癫痫，癔病，口腔溃疡，半身不遂等。

【按语】承浆系任脉、督脉、手阳明大肠经和足阳明胃经之会穴。配地仓透颊车、下关、合谷治疗面神经麻痹。配人中、廉泉、哑门、合谷治疗癔病失音。配人中、内关、合谷、太冲治疗精神疾病。

攒竹（足太阳膀胱经）

【定位与取穴】正坐或仰卧取穴。在睛明直上，眉头陷中（图5，视频5）。

【穴名释义】攒，簇聚；竹，竹叶。此穴在眉头凹陷处，眉毛似攒聚之竹丛，故名攒竹。

【刺灸法】向下斜刺3～5分，或透鱼腰，或点刺出血。

【功能】疏风清热，通络明目。

【主治】头痛，面肿，眉棱骨痛，目赤肿痛，目弱，眼球痒痛，流泪，青盲，口眼㖞斜，眼睑痉挛，近视，视网膜出血，视神经萎缩，鼻炎等。

【按语】攒竹有疏风泄热、通络明目的作用。功同睛明，治疗一切眼病，但睛明长于内眼病，而攒竹则长于外眼疾患和头痛等。配鱼腰、太阳治疗急性结膜炎。配承泣透睛明治疗泪囊炎。配上星、合谷治疗前头痛。

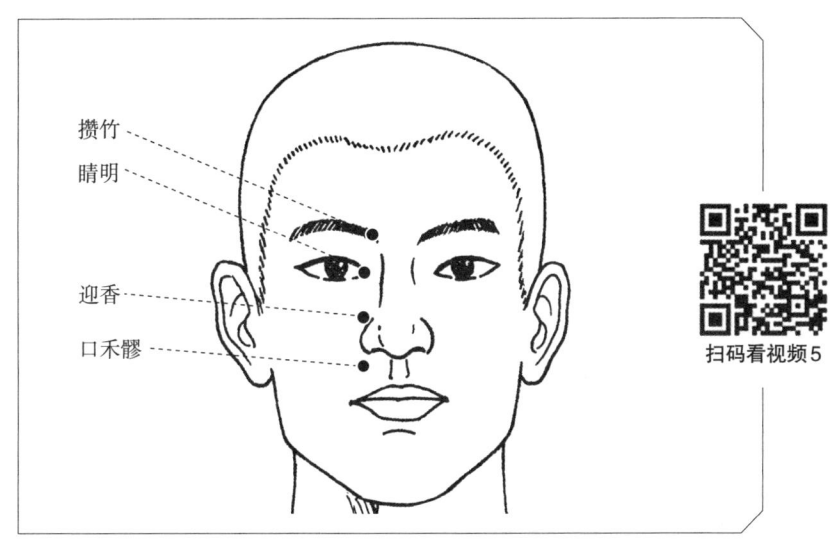

图5　颜面部腧穴2

睛明（足太阳膀胱经）

【定位与取穴】取穴法有三种（图5，视频5）。

①睛明：仰卧合目取穴，在内眼角外约1分凹陷中。

②内睛明：仰卧分开上下眼睑，目向外视取穴，在内眼角内泪阜边缘。

③上睛明：仰卧合目取穴，在内眼角上1分凹陷中。

【穴名释义】睛，眼睛；明，光明。此穴在目内眦，靠近眼球，有使眼睛明亮之功，故名睛明。

【刺灸法】直刺1～3分；内、上睛明直刺1～1.5寸。

【功能】疏风清热，活血明目。

【主治】目赤肿痛，内眦胬肉侵睛，目痒，流泪，近视，青盲，色盲，夜盲，视网膜炎，视网膜出血，视神经炎，视神经萎缩，早期白内障等一切眼病。

【按语】睛明系足太阳膀胱经、手太阳小肠经、足阳明胃经和阴跷、阳跷脉之会穴，有疏风清热，通络明目的作用，为治疗眼病的主穴，尤其内睛明是治疗内眼病的首选穴，对青光眼、视网膜出血、视网膜炎和视神经萎缩等病有较好的疗效。配风池、颅息、角孙、太阳、攒竹治疗视网膜炎和眼底出血。配风池、球后、瞳子髎、攒竹治疗视神经萎缩，加配合谷、光明可降眼压治疗青光眼。

迎香（手阳明大肠经）

【定位与取穴】正坐或仰卧取穴。在鼻唇沟上端，鼻侧凹陷中（图5，视频5）。

【穴名释义】迎，迎接；香，芳香。此穴在鼻唇沟中，能迎、嗅芳香气味之处，故名迎香（图5，视频5）。

【刺灸法】直刺或向鼻孔斜刺2~5分。

【功能】清热散风，通利鼻窍。

【主治】面痒，面痛，浮肿，口眼㖞斜，鼻塞，鼻衄，嗅觉失灵，鼻炎等。

【按语】迎香系手阳明大肠经和足阳明胃经之会穴，为治疗鼻病的主穴，有散面风、清肺热的作用，治鼻塞、鼻衄、面部肿痛、瘙痒、麻木及蚁走感。配上星、攒竹、上迎香、合谷治疗急、慢性鼻炎和嗅觉失灵。

口禾髎（手阳明大肠经）

【定位与取穴】正坐或仰卧取穴。在鼻翼直下，人中穴旁5分（图5，视频5）。

【穴名释义】禾，五谷也；髎同窌，骨之空隙。此穴在鼻翼下凹陷中，可嗅到五谷气味之处，故名禾髎。

【刺灸法】直刺2~3分。

【功能】散风清热。

【主治】鼻塞，流涕，鼻衄，嗅觉不灵，昏厥，口噤不开，口眼㖞斜等。

阳白（足少阳胆经）

【定位与取穴】正坐或仰卧取穴。在眉毛上1寸，直对瞳孔（图6，视频6）。

【穴名释义】阳，阳经；白，光明洁白。此穴在眼眉之上肌肉洁白处，有使患眼光明之功，故名阳白。

【刺灸法】沿皮刺5~8分；灸2~3分钟。

【功能】清热散风。

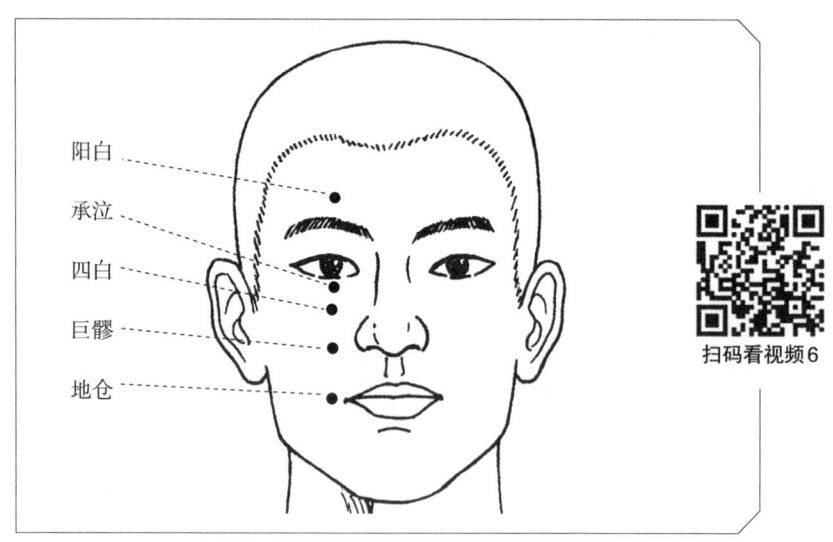

图6　颜面部腧穴3

【主治】头痛,目眩,目赤肿痛,流泪,角膜痒痛,青盲,夜盲,口眼㖞斜,近视,眼睑痉挛,三叉神经痛,视网膜出血等。

【按语】阳白系足少阳胆经和阳维脉之会穴。为疏风明目的常用穴。配头维、丝竹空、攒竹治疗口眼㖞斜,前额肌麻痹。

承泣（足阳明胃经）

【定位与取穴】正坐或仰卧取穴。在瞳孔下0.7寸,下眼眶上缘凹陷中（图6,视频6）。

【穴名释义】承,承受;泣,泪下曰泣。此穴在下眼眶上缘陷中,能承受眼泪之处,故名承泣。

【刺灸法】直刺2～3分或沿皮刺透睛明。

【功能】清头明目,疏风活络。

【主治】目赤肿痛,青盲,近视,口眼㖞斜,视神经萎缩,泪囊炎等。

【按语】承泣系足阳明胃经、阳跷脉和任脉之会穴,是治眼病的主穴。透睛明治疗近视眼，加配合谷、风池治疗泪囊炎。

四白（足阳明胃经）

【定位与取穴】正坐或仰卧取穴。在瞳孔下1寸，眶下孔凹陷中（图6，视频6）。

【穴名释义】四，四方；白，光明洁白。此穴在目下，针后使眼睛明亮，观看四方万物，故名四白。

【刺灸法】直刺2～3分或沿皮刺透睛明。

【功能】清头明目，疏风活络。

【主治】头痛，眩晕，目痛，目赤生翳，夜盲，青盲，近视，口眼㖞斜，三叉神经痛，鼻炎等。

巨髎（足阳明胃经）

【定位与取穴】正坐或仰面取穴。在瞳孔直下，平齐人中穴的凹陷中（图6，视频6）。

【穴名释义】巨，大也；髎，通窌，骨之空隙。此穴在颧骨下，空隙最大之处，故名巨髎。

【刺灸法】直刺0.5～1寸；灸3～5分钟。

【功能】清热散风，疏经镇痛。

【主治】目痛，鼻塞，唇颊肿痛，牙痛，面神经麻痹，三叉神经痛等。

【按语】巨髎系足阳明胃经、手阳明大肠经和阳跷脉之会穴，是治疗牙痛和颜面神经麻痹的主穴。配下关、合谷治疗上牙痛。

地仓（足阳明胃经）

【定位与取穴】正坐或仰卧取穴。在口角外侧，直对瞳孔（图6，视频6）。

【穴名释义】地，口为地，"地食人以五味"；仓，仓廪。此穴在口角旁，闭口凹陷似仓之处，故名地仓。

【刺灸法】直刺2～3分或横刺透颊车；灸5～10分钟。

【功能】清热散风，疏经镇痛。

【主治】面肿，口眼㖞斜，口疮流涎，失音不语，惊风等。

【按语】地仓系足阳明胃经、手阳明大肠经和阳跷脉之会穴。《玉龙歌》《杂病穴法歌》等古籍皆有"地仓连颊车治疗口眼㖞斜"之句。近代也常以此穴透颊车，治疗颜面神经麻痹和痉挛。

丝竹空（手少阳三焦经）

【定位与取穴】正坐取穴。在眉毛外边凹陷中（图7，视频7）。

【穴名释义】丝竹，细长如丝的竹叶；空，空隙。此穴在似竹叶的眉毛外端空隙中，故名丝竹空。

【刺灸法】直刺3～5分。

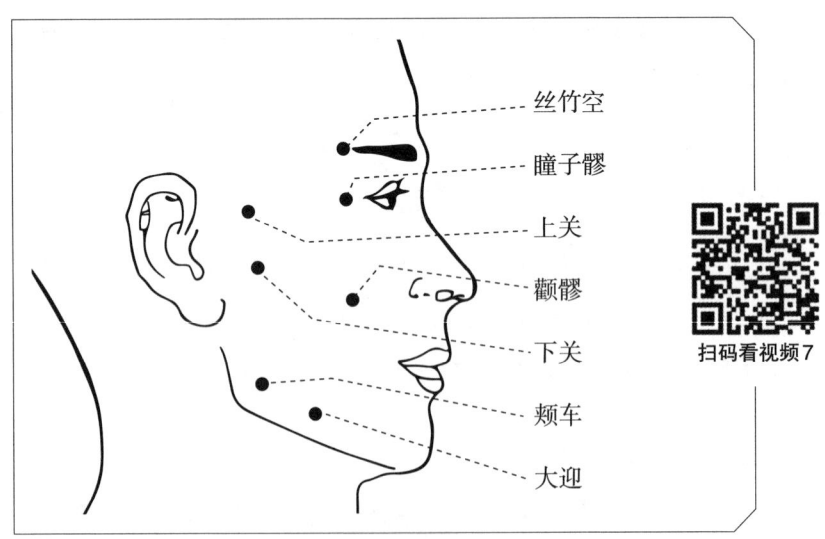

图7　颜面部腧穴4

【功能】清热散风。

【主治】头痛，眩晕，目赤肿痛，迎风流泪，青盲，眼睑震颤，口眼㖞斜，近视，视网膜出血，视神经萎缩等。

【按语】丝竹空系手少阳三焦经和足少阳胆经之会穴。配鱼腰、攒竹治疗目赤肿痛。配风池、攒竹、合谷治疗头痛。

瞳子髎（足少阳胆经）

【定位与取穴】正坐或仰卧取穴。在外眼角外约一横指，眶骨外侧凹陷中（图7，视频7）。

【穴名释义】瞳子，瞳孔；髎，同窌，骨之空隙。此穴在眼眶外缘空隙中，横平瞳子，故名瞳子髎。

【刺灸法】直刺3～5分或向下斜刺透颧髎。

【功能】清热散风，活络明目。

【主治】头痛，眩晕，目翳，目痒，迎风流泪，口眼㖞斜，夜盲，近视，视网膜出血，视神经萎缩，角膜炎，结膜炎，三叉神经痛等。

【按语】瞳子髎系足少阳胆经、手太阳小肠经和手少阳三焦经之会穴，有散风活络、清头明目的作用，也是眼科疾患常用穴。配肝俞、肾俞、风池、颅息、角孙、攒竹治疗眼疾出血和视神经萎缩。配风池、悬颅、头维、中渚治疗偏头痛。

颧髎（手太阳小肠经）

【定位与取穴】合口取穴。在外眼角直下，颧骨下缘凹陷中（图7，视频7）。

【穴名释义】颧，颧骨；髎，同窌，骨之空隙。此穴在颧骨下缘凹陷中，故名颧髎。

【刺灸法】直刺1～1.5寸。

【功能】清热散风，疏经止痛。

【主治】口眼㖞斜，牙痛，面肿，眼睑痉挛，三叉神经痛等。

【按语】颧髎系手太阳小肠经和手少阳三焦经之会穴，主要用于三叉神经痛和面神经麻痹的治疗。配太阳、下关、颊车、合谷治疗三叉神经痛。

大迎（足阳明胃经）

【定位与取穴】仰卧取穴。在下颌角前1.3寸，下颌底上方，咬肌前缘凹陷中（图7，视频7）。

【穴名释义】大，先后天之大气；迎，迎接。此穴在口角旁骨隙中动脉处，能迎接谷气，输转气血，故名大迎。

【刺灸法】直刺2～5分；灸3～5分钟。

【功能】清头散风，通利牙关。

【主治】面肿，口眼㖞斜，口噤不开，牙痛，颊肿等。

上关（足少阳胆经）

【定位与取穴】正坐取穴。在耳屏前约二横指，颧骨弓上缘凹陷中（图7，视频7）。

【穴名释义】上，上方；关，机关。此穴在颧骨弓上缘，与颧骨弓下之下关相对，故名上关。

【刺灸法】直刺1～3分；灸2～3分钟。

【功能】清热散风。

【主治】头痛，耳鸣，口眼㖞斜，下颌关节炎，牙痛等。

【按语】上关系足少阳胆经、手少阳三焦经和足阳明胃经之会穴，有活络止痛，清热祛风之效。配太阳、下关、颧髎、合谷治疗上牙痛。

下关（足阳明胃经）

【定位与取穴】正坐闭口取穴。在耳屏（小耳朵）前约二横指，颧骨弓下凹陷中，张嘴时凹陷就会凸起来（图7，视频7）。

【穴名释义】下，下方；关，机关。此穴在颧骨弓下，张口合口如机关样上下活动，故名下关。

【刺灸法】直刺0.5～1.5寸。

【功能】清热止痛，通利牙关，疏风开窍。

【主治】牙痛，龈肿，习惯性颞下颌关节脱臼，口眼㖞斜，耳鸣，耳聋，耳痛，口噤不开，下颌关节炎，三叉神经痛等。

【按语】下关系足阳明胃经和足少阳胆经之会穴，功同颊车，唯治耳疾及下颌关节病胜于颊车。配合谷治疗上牙痛和三叉神经痛。配听宫治疗耳聋。

颊车（足阳明胃经）

【定位与取穴】正坐或仰卧闭口取穴。在下颌角前上方约一横指凹陷中，牙齿咬紧时凹陷处有一块肌肉凸起来（图7，视频7）。

【穴名释义】颊，曲颊；车，牙车。此穴在颊部，张口合口活动如车轮之转动处，故名颊车。

【刺灸法】直刺3～5分或横刺透地仓；灸5～10分钟。

【功能】祛风清热，通利牙关，疏经止痛。

【主治】牙关紧闭，口眼㖞斜，痄腮，中风，舌强不语，牙痛，颊肿，下颌关节炎，失喑，口疮流涎，惊风，三叉神经痛，扁桃体炎等。

（二）耳郭周围腧穴

耳门（手少阳三焦经）

【定位与取穴】张口取穴。在耳屏上缺口处之前方凹陷中（图8，视频8）。

【穴名释义】耳，耳屏；门，门户。此穴在耳屏上缺口似门的凹陷中，能司听力，故名耳门。

【刺灸法】直刺0.5～1寸或向下斜刺透听会。

【功能】清热散风，通关开窍。

【主治】耳鸣，耳聋，耳中肿痛，头痛，眩晕，牙痛，颌肿等。

【按语】耳门具有通络聪耳之功，为耳疾常用穴。配听宫、听会、翳风、中渚治疗耳鸣、耳聋、耳中肿痛。

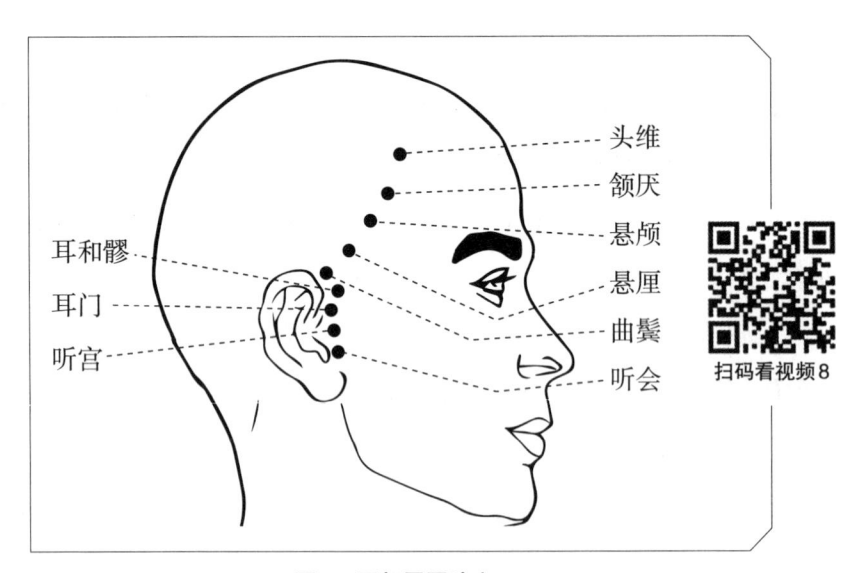

图8　耳郭周围腧穴1

听宫（手太阳小肠经）

【定位与取穴】张口取穴。在耳屏（小耳朵）前凹陷中，张口时凹陷最明显（图8，视频8）。

【穴名释义】听，听力；宫，五音之首，又为宫室。此穴在耳屏前，张口凹陷中，主听力，故名听宫。

【刺灸法】直刺1～1.5寸。

【功能】清头聪耳。

【主治】耳鸣，耳聋，耳中肿痛，头痛，眩晕，牙痛，下颌关节炎等。

【按语】听宫系手太阳小肠经、手少阳三焦经和足少阳胆经之会穴，有活络通窍的作用，是治疗耳部诸疾的主穴。配听宫、率谷、侠溪治疗耳鸣、耳聋。配耳门、听会、前谷治疗中耳炎。

听会（足少阳胆经）

【定位与取穴】张口取穴。在耳屏下缺口处前方凹陷中（图8，视频8）。

【穴名释义】听，听力；会，会聚。此穴在耳屏下缺口前凹陷中，能使听觉会聚之处，故名听会。

【刺灸法】直刺1～1.5寸。

【功能】清热散风，通关开窍。

【主治】耳鸣，耳聋，耳中肿痛，牙痛，腮肿，下颌脱臼，口眼㖞斜，下颌关节炎等。

【按语】听会是耳疾的常用主穴，通窍聪耳是此穴之长。配听宫、耳门、液门治疗耳鸣、耳聋、中耳炎。配听宫、神庭、风池、合谷、内关治疗耳源性眩晕。

耳和髎（手少阳三焦经）

【定位与取穴】正坐避开动脉取穴。在耳门前上方鬓发边缘动脉处（图8，视频8）。

【穴名释义】和，调和；髎，同窌，骨之空隙。此穴在耳前鬓发边缘空隙中，耳和能闻五音，故名和髎。

【刺灸法】斜刺3～5分。

【功能】清热散风。

【主治】头痛，耳鸣，牙痛，颔肿，口眼㖞斜等。

【按语】和髎系手少阳三焦经、足少阳胆经和手太阳小肠经之会穴。配头窍阴治疗耳鸣。

曲鬓（足少阳胆经）

【定位与取穴】正坐取穴。在悬厘下后方约1寸，三焦经耳门直上、鬓发边凹陷中（图8，视频8）。

【穴名释义】曲，弯曲；鬓，鬓发。此穴在耳上鬓发弯曲之处，故名曲鬓。

【刺灸法】斜刺3～5分。

【功能】清热散风，通关开窍。

【主治】偏头痛，耳鸣，颔颊肿痛，口眼㖞斜，牙关紧闭，青光眼，视网膜出血，视神经萎缩等。

【按语】曲鬓系足少阳胆经和足太阳膀胱经之会穴。配风池、颅息、角孙、太阳、攒竹、肝俞、肾俞治疗视网膜出血和视神经萎缩。

头维（足阳明胃经）

【定位与取穴】正坐咬牙取穴。在额角头发边，入发际5分肌缝中，咬牙时穴位处有一块肌肉凸起来（图8，视频8）。

【穴名释义】头，头部；维，四角为维。此穴在头部额角入发际之处，故名头维。

【刺灸法】向耳朵斜刺0.5～1寸或横刺透率谷。

【功能】祛风止痛，清头明目。

【主治】偏正头痛，眩晕，口眼㖞斜，面肿，目痛，眼跳，视物不清等。

【按语】头维系足阳明胃经、足少阳胆经和阳维脉之会穴，是治疗偏正头痛的主穴，对颜面神经麻痹所致的前额无纹、上眼睑无力疗效显著。配百会、风池、太阳、合谷治疗头痛。配阳白治疗面神经麻痹所见的前额无纹和眼睑无力。

悬颅（足少阳胆经）

【定位与取穴】正坐取穴。在颔厌下后方约1寸鬓发内（图8，视频8）。

【穴名释义】悬，悬挂；颅，头颅。此穴在颔厌后下方，上不及顶，下不及耳，如悬在头颅之状，故名悬颅。

【刺灸法】斜刺3～5分；灸2～3分钟。

【功能】清热散风。

【主治】偏头胀痛，鼻衄，面肿，目眩，目赤肿痛等。

【按语】悬颅系足少阳胆经、手少阳三焦经和足阳明胃经之会穴，有散风止痛的作用。配头维、风池、太阳、下关、颊车、合谷治疗头面肿痛。

颔厌（足少阳胆经）

【定位与取穴】正坐取穴。在胃经头维下后方约1寸鬓发内（图8，视频8）。

【穴名释义】颔,下颌骨;厌,合也。此穴在额角发际头维穴之下,咀嚼食物时下颌骨动,此处亦应合而动,故名颔厌。

【刺灸法】斜刺3~5分;灸2~3分钟。

【功能】清热散风。

【主治】偏头痛,耳鸣,头风,口眼㖞斜,目眩,目痛等。

【按语】颔厌系足少阳胆经、手少阳三焦经和足阳明胃经之会穴,有疏风止痛之功。配头维、百会、听宫、风池、合谷治疗偏、正头痛和眩晕。

悬厘(足少阳胆经)

【定位与取穴】正坐取穴。在悬颅下后方约1寸,曲鬓前上方约1寸,鬓发内(图8,视频8)。

【穴名释义】悬,悬挂;厘,同氂,毛之强屈者曰氂。此穴在悬颅下,只差毫厘,故名悬厘。

【刺灸法】斜刺3~5分;灸2~3分钟。

【功能】清热散风。

【主治】偏头痛,面红肿,耳鸣,目眩,目赤肿痛,三叉神经痛等。

【按语】悬厘系足少阳胆经、手少阳三焦经和足阳明胃经之会穴,有清热泻火的作用。配瞳子髎、攒竹、四白、合谷治疗面目红肿、内热心烦。

角孙(手少阳三焦经)

【定位与取穴】正坐取穴。在耳尖上直对耳孔的发际边,张口有凹陷(图9,视频9)。

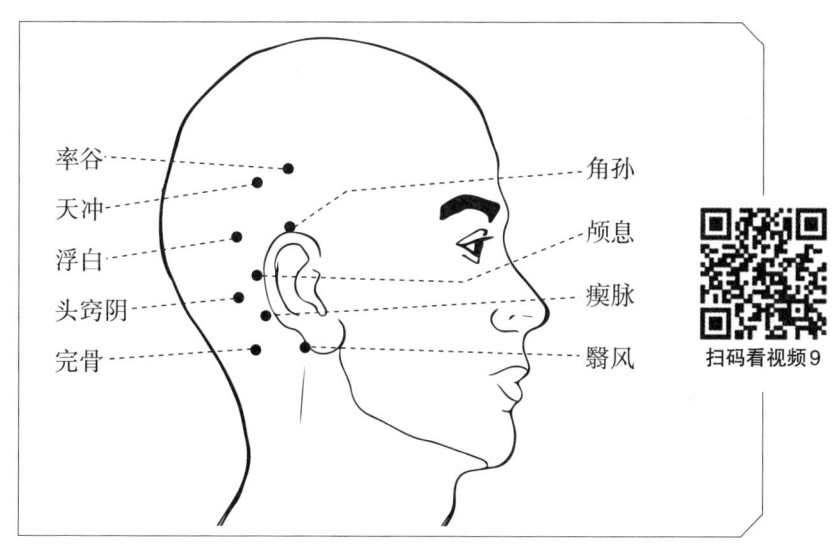

图9　耳郭周围腧穴2

【穴名释义】角，头角，拐角；孙，幼小细络。此穴在耳郭上角细络发际处，故名角孙。

【刺灸法】斜刺3~5分；灸3~5分钟。

【功能】清热散风。

【主治】耳中肿痛，耳郭红肿，牙痛，龈肿，头痛，项强，目赤生翳，视网膜出血，视神经萎缩等。

【按语】角孙系手少阳三焦经、手太阳小肠经和足少阳胆经之会穴，有清头明目的作用。配风池、颅息、太阳、内睛明治疗视网膜出血和视神经萎缩。

瘛脉（手少阳三焦经）

【定位与取穴】正坐取穴。在耳郭后平齐耳屏的青脉中（图9，视频9）。

【穴名释义】瘛，瘛纵；脉，络脉。此穴在耳后青络脉处，高热症则脉赤而跳动，肾元亏则脉黑而干枯，主治抽掣瘛纵之证，故名瘛脉。

【刺灸法】斜刺3～5分或点刺出血。

【功能】清热散风。

【主治】头痛，目赤，目视不明，耳鸣，耳聋，小儿惊风等。

颅息（手少阳三焦经）

【定位与取穴】正坐取穴。在耳郭后，瘛脉上约1寸的青脉中（图9，视频9）。

【穴名释义】颅，头颅；息，安息。此穴在头颅侧面，睡卧休息时着枕之处，故名颅息。

【刺灸法】斜刺3～5分或点刺出血。

【功能】清热散风。

【主治】头痛，耳鸣，耳聋，耳中肿痛，身热，目视不明，小儿惊痫，中耳炎，视网膜出血等。

翳风（手少阳三焦经）

【定位与取穴】正坐张口取穴。在耳根下，耳垂后凹陷中，张口时凹陷最明显（图9，视频9）。

【穴名释义】翳，雉尾扇；风，风气。此穴在似羽扇的耳垂后，蔽风收声之处，故名翳风。

【刺灸法】向鼻尖斜刺5～8分；灸3～5分钟。

【功能】清热化痰，通关开窍。

【主治】耳鸣，耳聋，耳内湿痒，口眼㖞斜，牙痛，龈肿，牙关紧闭，瘰疬，瘿气，口吃，腮腺炎，三叉神经痛，乳蛾等。

【按语】翳风系手少阳三焦经和足少阳胆经之会穴，有清热散邪、通关开窍之功。配颊车、合谷、少商治疗扁桃体炎和痄腮。配颊车、下关、合谷治疗牙痛和口噤不开。

率谷（足少阳胆经）

【定位与取穴】正坐取穴。在耳孔直上入发际1.5寸（图9，视频9）。

【穴名释义】率，率领；谷，山谷，空洞。此穴在耳上发际内凹陷处，咀嚼时此处率领运动，故名率谷。

【刺灸法】斜刺3～5分；灸2～3分钟。

【功能】清热散风。

【主治】偏正头痛，眩晕，耳鸣，耳聋，偏瘫等。

【按语】率谷系足少阳胆经和足太阳膀胱经之会穴。配耳门、听宫、听会、中渚治疗耳鸣、耳聋。

天冲（足少阳胆经）

【定位与取穴】正坐取穴。在率谷后约5分（图9，视频9）。

【穴名释义】天，高上为天；冲，冲动。此穴在率谷后，与足太阳经交会直上通天，故名天冲。

【刺灸法】斜刺3～5分。

【功能】清热散风。

【主治】头痛，眩晕，牙痛，齿龈肿痛，癫痫等。

【按语】天冲系足少阳胆经和足太阳膀胱经之会穴。配风池、百会、神庭、听宫、合谷治疗眩晕。

头窍阴（足少阳胆经）

【定位与取穴】正坐取穴。在浮白下后方约1寸，完骨上凹陷中（图9，视频9）。

【穴名释义】头窍，头上空窍；阴，后为阴。此穴在耳后枕骨下，动摇有空之处，是通脑髓之窍，故名头窍阴。

【刺灸法】斜刺3～5分；灸3～5分钟。

【功能】清热散风。

【主治】头痛，项强，目痛，耳鸣，耳聋，咽喉肿痛，中耳炎等。

【按语】头窍阴系足少阳胆经、足太阳膀胱经和手少阳三焦经之会穴，有通络清热的作用。配风池、脑空、后顶、后溪治疗后头痛。

浮白（足少阳胆经）

【定位与取穴】正坐取穴。在天冲穴后下方约1寸凹陷中（图9，视频9）。

【穴名释义】浮，漂浮；白，白色。此穴在胆经耳后发际内，肝胆相表里，血不养肝，肝阳上浮，鬓发斑白，故名浮白。

【刺灸法】斜刺3～5分；灸3～5分钟。

【功能】清热散风。

【主治】头痛，颈项肿痛，耳鸣，耳聋，瘿气，偏瘫等。

【按语】浮白系足少阳胆经和足太阳膀胱经之会穴。配耳门、听宫、听会、中渚治疗耳鸣、耳聋。

完骨（足少阳胆经）

【定位与取穴】正坐取穴。在乳突后缘凹陷中，与督脉风府平齐（图9，视频9）。

【穴名释义】完骨，耳后高骨，谓之完骨。此穴在完骨下，能完备地维护脑髓，故名完骨。

【刺灸法】直刺5～8分；灸3～5分钟。

【功能】清热散风。

【主治】头痛，耳后痛，面肿，咽喉肿痛，口眼㖞斜，颈项强痛，失眠，视网膜出血，视神经萎缩等。

【按语】完骨系足少阳胆经和足太阳膀胱经之会穴，有疏风活络，清热明目的作用。配风池、角孙、太阳、攒竹、肝俞治疗视网膜出血和视神经萎缩。

（三）顶枕部腧穴

神庭（督脉）

【定位与取穴】正坐取穴。在鼻梁直上入前发际边5分（图10，视频10）。

【穴名释义】神，元神；庭，宫庭。脑为元神之府，此穴在前发际，为元神之庭，故名神庭。

【刺灸法】沿皮刺2~5分或点刺出血。

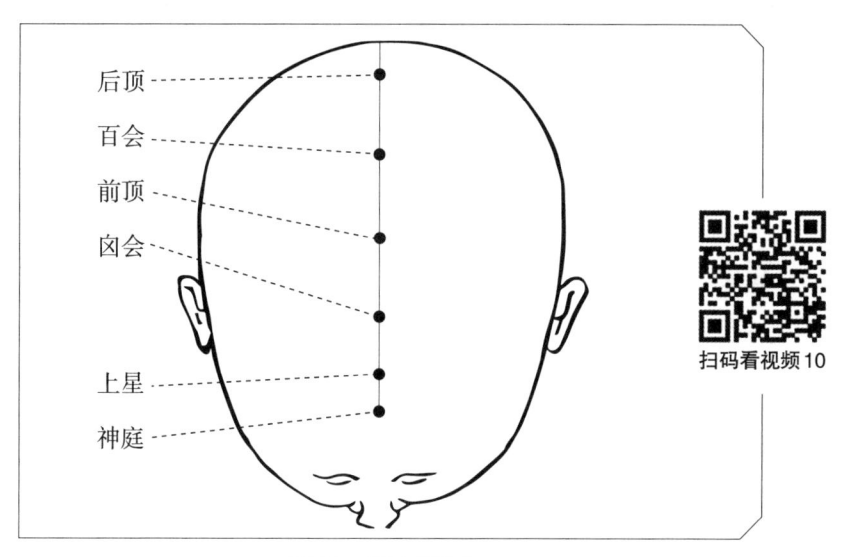

图10　顶枕部腧穴1

【功能】清头散风。

【主治】头痛，前顶痛，眩晕，目痛流泪，鼻塞流涕，癫痫，失眠，神经衰弱，癔病，小儿急、慢惊风等。

【按语】神庭，顾名思义为藏神之庭，系督脉、足阳明胃经和足太阳膀胱经之会穴。配风池、百会、人中、合谷、太冲治疗小儿惊风。配印堂、神门、三阴交治疗神经衰弱、失眠。

上星（督脉）

【定位与取穴】正坐取穴。在鼻梁直上，入前发际边1寸（图10，视频10）。

【穴名释义】上，上方；星，光亮的星。此穴在前发际，如星之居上，使目光明，故名上星。

【刺灸法】沿皮刺1～3分或点刺出血。

【功能】清头散风。

【主治】头痛，前顶痛，眩晕，目痛，目赤，热病汗不出，鼻塞，鼻衄，神经衰弱，小儿惊风等。

【按语】上星有解表清热的作用，是治疗鼻病的主要配穴。配风池、上迎香、迎香、合谷治疗外感风邪、鼻塞流涕和鼻炎。

百会（督脉）

【定位与取穴】正坐取穴。在头顶正中，前发际边与枕骨粗隆（后脑勺尖）之间凹陷中（图10，视频10）。

【穴名释义】百，百脉；会，会合，交会。此穴在颠顶中央，为诸阳、百脉之会，故名百会。

【刺灸法】沿皮刺3～5分；灸3～5分钟。

【功能】清头散风，开窍醒神，回阳固脱。

【主治】中风昏迷，口噤不开，尸厥，角弓反张，头痛，眩晕，鼻塞，耳鸣，耳聋，健忘，失眠，癫痫，癔病，惊风，脱肛，遗尿，神经衰弱，半身不遂等。

【按语】百会系督脉和手足三阳经之会穴，有清热开窍、镇惊息风的作用。配风池、神庭、人中、合谷治疗癫痫、癔病和尸厥。

前顶（督脉）

【定位与取穴】正坐取穴。在百会前1.5寸（图10，视频10）。

【穴名释义】前，前方；顶，颠顶。此穴在颠顶之前，故名前顶。

【刺灸法】沿皮刺3～5分；灸1～3分钟。

【功能】清头散风。

【主治】头痛，眩晕，鼻塞流涕，癫痫，癔病，神经衰弱等。

囟会（督脉）

【定位与取穴】正坐取穴。在前顶前1.5寸骨隙中（图10，视频10）。

【穴名释义】囟，囟门；会，会合。此穴在婴儿头顶软骨跳动、八月后而合的囟门处，故名囟会。

【刺灸法】沿皮刺3～5分；灸3～5分钟，婴儿禁针灸。

【功能】清头散风。

【主治】头痛，眩晕，鼻塞流涕，嗅觉失灵，小儿惊风等。

后顶（督脉）

【定位与取穴】正坐取穴。在强间前1.5寸（图10，视频10）。

【穴名释义】后，后方；顶，颠顶。此穴在颠顶之后，故名后顶。

【刺灸法】沿皮刺3～5分；灸3～5分钟。

【功能】清头散风。

【主治】癫痫,癔病,头痛,眩晕等。

脑户(督脉)

【定位与取穴】正坐取穴。在枕骨粗隆(后脑勺)上缘凹陷中(图11,视频11)。

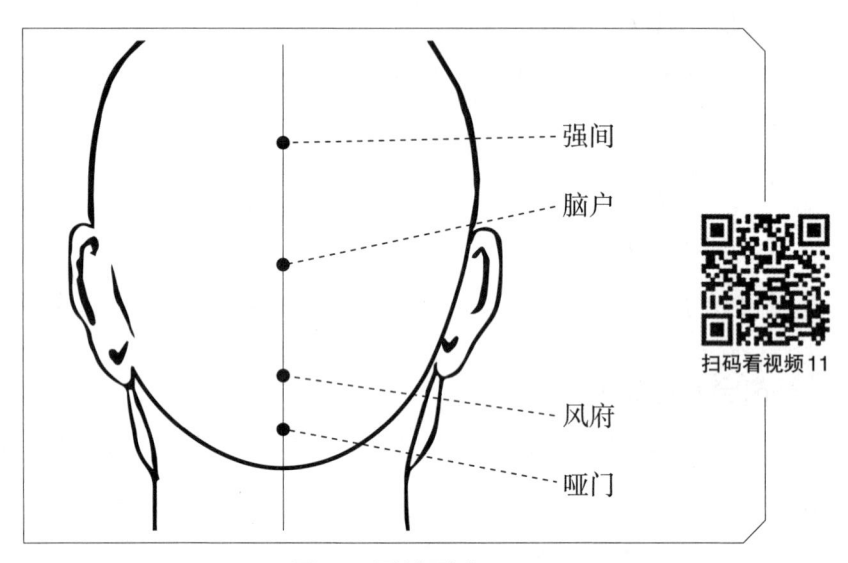

图11 顶枕部腧穴2

【穴名释义】脑,头脑;户,门户。此穴在枕骨部,为督脉入脑之门户,故名脑户。

【刺灸法】沿皮刺3~5分;灸3~5分钟。

【功能】清头散风。

【主治】头痛,项强,癫痫,眩晕等。

【按语】脑户系督脉和足太阳膀胱经之会穴。配命门、腰俞治疗癫痫。

强间（督脉）

【定位与取穴】正坐取穴。在脑户前1.5寸（图11，视频11）。

【穴名释义】强，强硬；间，间隙，中间。此穴在顶骨与枕骨缝之间，骨质强硬，故名强间。

【刺灸法】沿皮刺3~5分；灸3~5分钟。

【功能】清头散风。

【主治】头痛，项强，癫痫，眩晕等。

风府（督脉）

【定位与取穴】俯伏取穴。在项后正中，枕骨粗隆（后脑勺）下两筋（两侧斜方肌）之间凹陷中（图11，视频11）。

【穴名释义】风，风气；府，府库。此穴在项后发际正中如府的凹陷中，是感受与主治风邪之处，故名风府。

【刺灸法】向下颏直刺3~5分。

【功能】清热散风，化痰开窍。

【主治】中风不语，头痛，颈项强痛，眩晕，鼻塞，鼻衄，咽喉肿痛，聋哑，癫痫，瘈病，小儿惊风，半身不遂等。

【按语】风府系督脉、足太阳膀胱经和阳维脉之会穴，为治疗风邪侵犯脑府之要穴。配风池、人中、合谷、太冲治疗小儿惊风。

哑门（督脉）

【定位与取穴】俯伏取穴。在项后正中，风府下0.5寸，入发际凹陷中（图11，视频11）。

【穴名释义】哑，哑疾；门，门户。此穴在项后发际，通舌根，为致哑与治哑之门，故名哑门。

【刺灸法】向下颌直刺0.5～1寸。

【功能】清热散风，化痰开窍。

【主治】头痛，颈项强痛，角弓反张，中风不语，聋哑，癫痫，瘾病等。

【按语】哑门系督脉和阳维脉之会穴，有通经开窍之功，是治疗聋哑、失语的常用穴。配人中、百会、合谷治疗瘾病失语。

曲差（足太阳膀胱经）

【定位与取穴】正坐或仰卧取穴。在督脉神庭旁1.5寸（图12，视频12）。

【穴名释义】曲，弯曲；差，参差不齐。此穴在眉冲外，发际弯曲不齐之处，故名曲差。

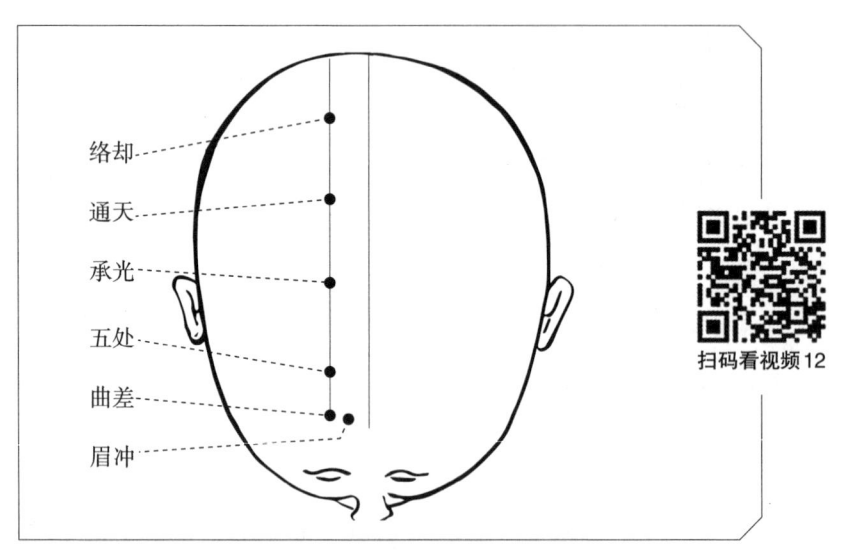

图12 顶枕部腧穴3

【刺灸法】沿皮刺3～5分。

【功能】清头散风。

【主治】头顶肿痛，鼻衄，鼻塞流涕，目视不明等。

眉冲（足太阳膀胱经）

【定位与取穴】正坐或仰卧取穴。在眉头直上，入发际5分，督脉神庭与曲差之间（图12，视频12）。

【穴名释义】眉，眼眉；冲，冲要。此穴在眉头直上，经气冲入发际之处，故名眉冲。

【刺灸法】沿皮刺3～5分。

【功能】清头散风。

【主治】头痛，眩晕，鼻塞流涕，目赤肿痛等。

五处（足太阳膀胱经）

【定位与取穴】正坐取穴。在曲差后5分，督脉上星旁1.5寸（图12，视频12）。

【穴名释义】五，五数；处，处所。此穴在曲差后5分，又是足太阳经的第五穴，故名五处。

【刺灸法】沿皮刺3～5分。

【功能】清头散风。

【主治】头痛，眩晕，目视不明等。

承光（足太阳膀胱经）

【定位与取穴】正坐取穴。在五处后约2寸，督脉前顶旁1.5寸（图12，视频12）。

【穴名释义】承，承受；光，光明。此穴在头部，有承受眼病，使之恢复光明的功能，故名承光。

【刺灸法】沿皮刺3～5分。

【功能】清头散风。

【主治】头痛,眩晕,鼻塞流涕,口眼㖞斜等。

通天(足太阳膀胱经)

【定位与取穴】正坐取穴。在承光后1.5寸,督脉百会旁1.5寸(图12,视频12)。

【穴名释义】通,通达;天,高上为天。此穴是足太阳经上交督脉百会之处,为一身之天顶,故名通天。

【刺灸法】沿皮刺3~5分。

【功能】清头散风。

【主治】头痛,眩晕,偏瘫,鼻衄,鼻塞流涕,尸厥等。

络却(足太阳膀胱经)

【定位与取穴】正坐取穴。在通天后1.5寸,督脉旁1.5寸(图12,视频12)。

【穴名释义】络,联络;却,退却。此穴在通天之后,经脉从颠顶入里络脑,还出却向后下行,故名络却。

【刺灸法】沿皮刺3~5分。

【功能】清头散风。

【主治】头痛,眩晕,耳鸣,青盲,目视不明等。

玉枕(足太阳膀胱经)

【定位与取穴】正坐取穴。在督脉脑户旁1.5寸凹陷中(图13,视频13)。

【穴名释义】玉枕,相士称枕骨为玉枕骨。此穴在脑后枕骨两旁仰卧着枕之处,故名玉枕。

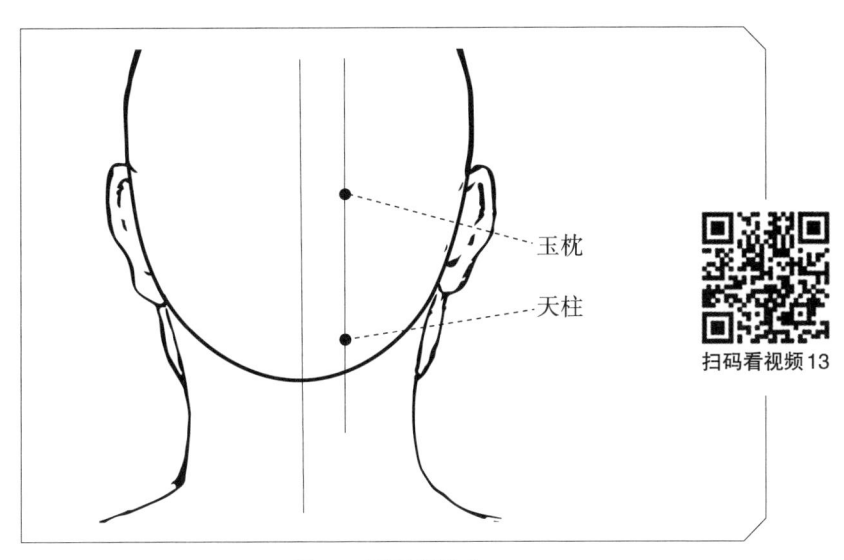

图13　顶枕部腧穴4

【刺灸法】沿皮刺3～5分；灸3～5分钟。

【功能】清头散风。

【主治】头痛，眩晕，鼻塞流涕，目视不明，近视等。

天柱（足太阳膀胱经）

【定位与取穴】正坐取穴。在项后发际，督脉哑门旁大筋外缘（图13，视频13）。

【穴名释义】天，高上为天；柱，支柱。此穴在项后发际大筋外缘，项筋柱骨支持头部有擎天之象，故名天柱。

【刺灸法】向内斜刺0.5～1寸。

【功能】清头散风，通经活络。

【主治】头痛，眩晕，目视不明，鼻塞流涕，感冒，颈项强痛，落枕，失眠，健忘，肩臂酸痛等。

【按语】天柱有通经活络之功，为治疗颈项病的主穴，又有升清降浊的作用，可清头明目。配大杼、风门、巨骨治疗项背疼痛。配内关、阳陵泉治疗高血压。

头临泣（足少阳胆经）

【定位与取穴】正坐取穴。在阳白直上入发际约5分，督脉神庭与胃经头维之间（图14，视频14）。

【穴名释义】头，头颅；临，临近；泣，泪下曰泣。此穴在目上入发际，泣出于目，穴临头上，故名头临泣。

【刺灸法】沿皮刺3～5分；灸2～3分钟。

【功能】清热疏风。

【主治】头痛，癫痫，目眩，目痛，目翳，鼻塞流涕，中风昏迷等。

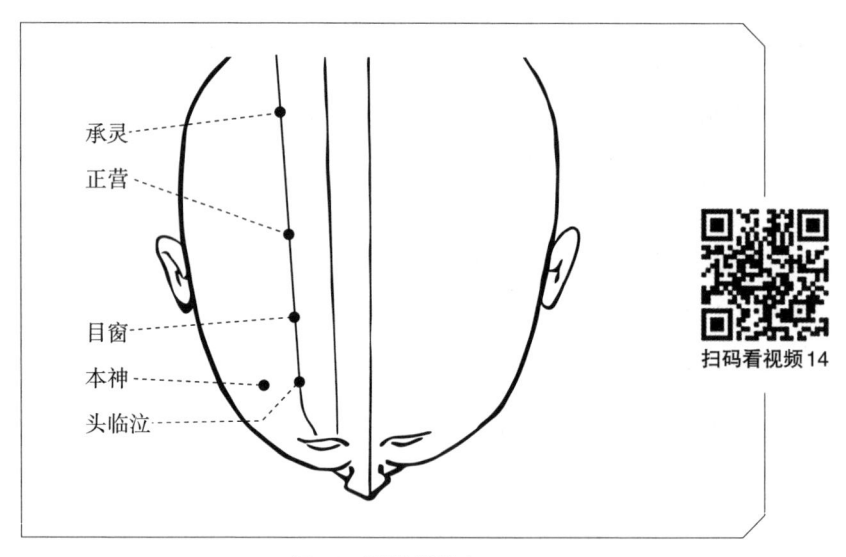

图14　顶枕部腧穴5

【按语】头临泣系足少阳胆经、足太阳膀胱经和阳维脉之会穴，长于治疗目、鼻之疾。配攒竹、瞳子髎、承泣透睛明治疗目痛及泪囊炎。

本神（足少阳胆经）

【定位与取穴】正坐取穴。在外眼角直上入发际约5分，督脉神庭旁约3寸（图14，视频14）。

【穴名释义】本，根本；神，神志。此穴在前发际，内应脑髓，脑为人之本，主神志，故名本神。

【刺灸法】沿皮刺3～5分，灸3～5分钟。

【功能】清热散风。

【主治】头痛，目眩，视物不明，癫痫，中风昏迷，小儿惊风等。

【按语】本神系足少阳胆经和阳维脉之会穴。配神庭、攒竹、合谷治疗前额痛。

目窗（足少阳胆经）

【定位与取穴】正坐取穴。在头临泣后1寸（图14，视频14）。

【穴名释义】目，眼目；窗，窗牖。此穴在目上入发际，有通气透光治目疾之功，故名目窗。

【刺灸法】沿皮刺3～5分；灸2～3分钟。

【功能】清热散风。

【主治】头痛，眩晕，面肿，目赤肿痛，鼻塞，暴盲，青盲，近视等。

【按语】目窗系足少阳胆经和阳维脉之会穴，为头部通络明目的主要配穴之一。配攒竹、鱼腰、瞳子髎、风池、合谷治疗暴盲、目赤痒痛。

正营（足少阳胆经）

【定位与取穴】正坐取穴。在目窗后1寸（图14，视频14）。

【穴名释义】正，正中；营，营气。此穴在头顶正中百会旁，为足少阳、阳维脉之会穴，给脑髓送营气，故名正营。

【刺灸法】沿皮刺3~5分；灸3~5分钟。

【功能】清热疏风。

【主治】头痛，项强，眩晕，呕吐，牙痛，唇挛等。

【按语】正营系足少阳胆经和阳维脉之会穴。配百会、太阳、内关治疗头痛、呕吐。

承灵（足少阳胆经）

【定位与取穴】正坐取穴。在正营后1.5寸（图14，视频14）。

【穴名释义】承，承受；灵，神灵。此穴在头部，为承受脑髓元神之处，故名承灵。

【刺灸法】沿皮刺3~5分；灸3~5分钟。

【功能】清热散风。

【主治】头痛，眩晕，鼻衄，鼻塞流涕，伤风，感冒，目痛等。

【按语】承灵系足少阳胆经和阳维脉之会穴。配风池、百会、合谷治疗外感头痛。

脑空（足少阳胆经）

【定位与取穴】正坐取穴。在风池直上1.5寸，督脉脑户旁约三横指凹陷中（图15，视频15）。

【穴名释义】脑，头脑；空，空隙。此穴在后脑枕骨下凹陷空软处，故名脑空。

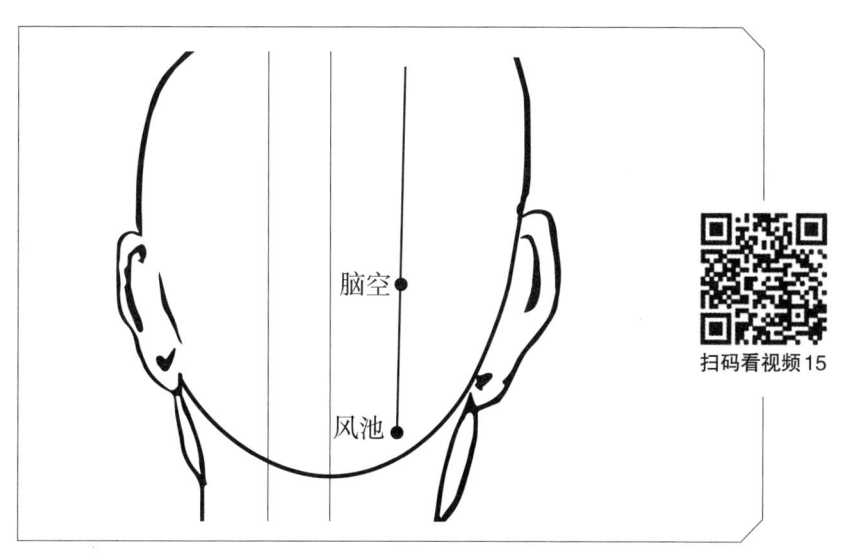

图15　顶枕部腧穴6

【刺灸法】直刺2～5分；灸3～5分钟。

【功能】清热散风。

【主治】头痛，眩晕，颈项强痛，癫痫，青盲等。

【按语】脑空系足少阳胆经和阳维脉之会穴。配听宫、百会、神庭、合谷治疗眩晕。

风池（足少阳胆经）

【定位与取穴】正坐取穴。在督脉风府旁大筋（斜方肌）外，后头骨下凹陷中（图15，视频15）。

【穴名释义】风，风邪；池，水池。此穴在项后大筋外似池的凹陷中，是感受与主治风邪之处，故名风池。

【刺灸法】向对侧太阳斜刺5～8分；灸3～5分钟。

【功能】祛风解表，清头明目，健脑安神。

【主治】头痛，项强，耳鸣，耳聋，目痛，青盲，鼻塞，鼻衄，中风不语，外感风寒，热病汗不出，失眠，健忘，精神病，近视，视网膜出血，视神经萎缩，神经衰弱，半身不遂等。

【按语】风池系足少阳胆经、手少阳三焦经和阳维脉之会穴，是祛风清热，通达脑、目脉络之重要腧穴，可治疗头脑、五官、颈项诸疾。配大椎、曲池、合谷治疗外感风寒。配肝俞、肾俞、颅息、角孙、曲鬓、太阳、攒竹、内睛明治疗视网膜出血和视神经萎缩。

（四）颈项部腧穴

廉泉（任脉）

【定位与取穴】仰靠取穴。在结喉上方凹陷中（图16，视频16）。

【穴名释义】廉，棱也；泉，水泉。此穴在菱形的结喉上，犹如通金津、玉液之清泉，故名廉泉。

【刺灸法】直刺3~5分；灸2~3分钟。

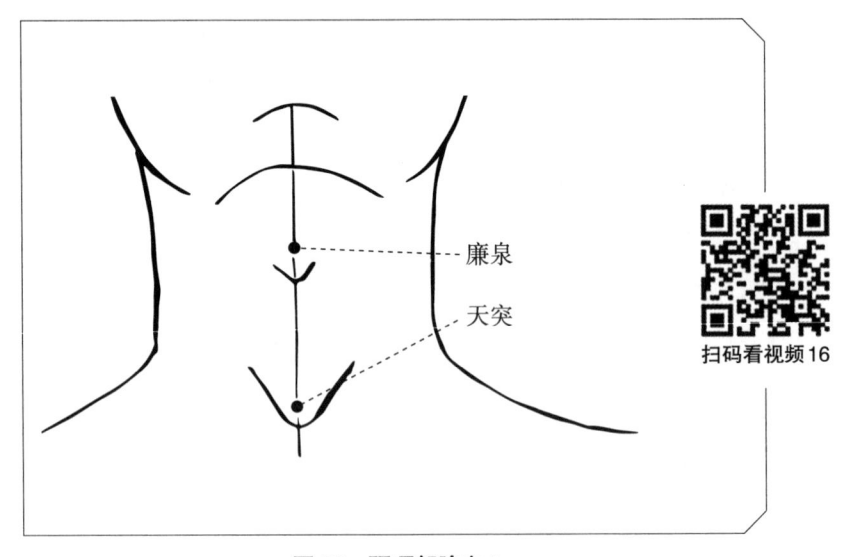

图16 颈项部腧穴1

【功能】通利咽膈,清热化痰。

【主治】舌下肿痛,舌强,舌弛缓,口疮,流涎,瘿气,暴喑,咳嗽,哮喘,咽喉肿痛,吞咽困难等。

【按语】廉泉系任脉和阴维脉之会穴,有清热利咽的功能。配翳风、合谷、少商治疗咽喉肿痛。

天突(任脉)

【定位与取穴】仰靠取穴。在胸骨上窝正中(图16,视频16)。

【穴名释义】天,天气通肺;突,突出。此穴在胸骨上窝正中,犹如肺气出入之灶突,故名天突。

【刺灸法】沿胸骨后向下直刺0.5~1寸。

【功能】宽胸理气,清热化痰。

【主治】胸痛,咳嗽,哮喘,肺痈,咯血,呃逆,呕吐,噎膈,咽喉肿痛,瘿气,癔病,暴喑,中风痰壅,食管炎等。

【按语】天突系任脉和阴维脉之会穴,有降气平喘之效。配膻中、百劳、肺俞、列缺治疗咳嗽哮喘。

人迎(足阳明胃经)

【定位与取穴】直颈,避开动脉取穴。在结喉旁1.5寸,胸锁乳突肌前缘(图17,视频17)。

【穴名释义】人,有生命的人;迎,迎接。此穴在结喉旁,能迎接呼吸来的氧气、饮食来的五谷,维持人之生命,故名人迎。颈动脉,古称人迎脉。

【刺灸法】直刺2~5分或横刺透扶突。

【功能】清肺利咽,理气化痰。

【主治】胸满,咳嗽,哮喘,咽喉肿痛,瘰疬,瘿气,高血压等。

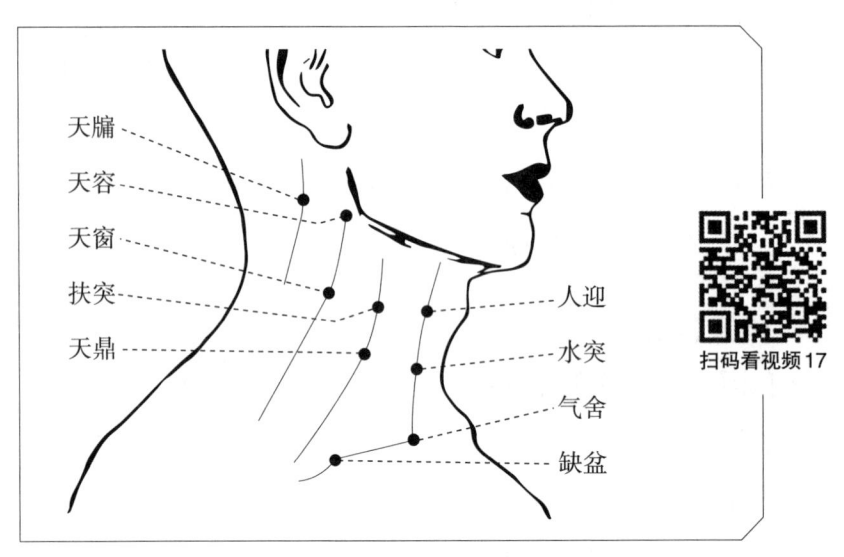

图17　颈项部腧穴2

【按语】人迎系足阳明胃经和足少阳胆经之会穴。配曲池、内关、阳陵泉、足三里治疗高血压。

气舍（足阳明胃经）

【定位与取穴】直颈，避开血管取穴。在任脉天突旁1.5寸，锁骨上窝凹陷中（图17，视频17）。

【穴名释义】气，肺气；舍，居室。此穴在肺上部，是呼吸之气入舍之处，故名气舍。

【刺灸法】直刺或向后背横刺3～5分。

【功能】清肺利咽，理气化痰。

【主治】咳嗽，哮喘，呃逆，咽喉肿痛，颈项强痛，瘰疬，瘿气等。

水突（足阳明胃经）

【定位与取穴】直颈，避开血管取穴。人迎与气舍穴之间，胸锁乳突肌前缘（图17，视频17）。

【穴名释义】水，水谷；突，突起。此穴在咽喉旁，水谷下咽时，该突起上下活动，故名水突。

【刺灸法】直刺2～4分或向外横刺1～1.5寸。

【功能】清肺利咽，理气化痰。

【主治】咳嗽，哮喘，气短，咽喉肿痛，甲状腺肿等。

缺盆（足阳明胃经）

【部位】正坐取穴。在任脉天突旁4寸，乳头直上，锁骨上窝凹陷中（图17，视频17）。

【穴名释义】缺，残缺凹陷；盆，无盖之容器。此穴在锁骨上窝盆状凹陷处，故名缺盆。

【刺灸法】向后背横刺3～5分；灸3～5分钟。

【功能】清肺利咽，理气化痰。

【主治】胸满，咳嗽，哮喘，咽喉肿痛，瘰疬，瘿气，颈肿，缺盆中肿痛等。

扶突（手阳明大肠经）

【定位与取穴】正坐直颈取穴。在颈侧部结喉旁3寸，胸锁乳突肌后缘（图17，视频17）。

【穴名释义】扶，铺四指曰扶，为3寸；突，突起。此穴在结喉突起旁3寸肌肉隆起处，故名扶突。

【刺灸法】向前或向后斜刺0.5～1寸；灸3～5分钟。

【功能】理气化痰，清利咽膈。

【主治】咳嗽，哮喘，咽喉肿痛，瘰疬，瘿气等。

天鼎（手阳明大肠经）

【定位与取穴】正坐直颈取穴。在颈侧部扶突下1寸，胸锁乳突肌后缘（图17，视频17）。

【穴名释义】天，头颈在上为天；鼎，三足两耳，煮茶、焚香之古器具。此穴在颈旁似鼎状的三条肌腱顶部，故名天鼎。

【刺灸法】向前斜刺0.5～1寸；灸3～5分钟。

【功能】理气化痰，清利咽膈。

【主治】咽喉肿痛，气梗，瘰疬，瘿气，胸、背胀痛等。

天窗（手太阳小肠经）

【定位与取穴】正坐取穴。在大肠经扶突后约1寸，胸锁乳突肌后缘（图17，视频17）。

【穴名释义】天，高上为天；窗，窗牖。此穴在颈外侧，有开窍通气治耳聋喉痹之功能，故名天窗。

【刺灸法】直刺或向结喉斜刺3～5分；灸3～5分钟。

【功能】清热散风。

【主治】颈项强痛，咽喉肿痛，口噤，耳鸣，耳聋等。

天容（手太阳小肠经）

【定位与取穴】正坐取穴。在耳垂下约1寸，胸锁乳突肌与下颌角之间凹陷中（图17，视频17）。

【穴名释义】天，高上为天；容，面容，容身。此穴在耳下曲颊后，古人之头盔弯曲下垂，防护头颈，穴当其下，头颈象天，故名天容。

【刺灸法】直刺5～8分；灸3～5分钟。

【功能】清热化痰。

【主治】耳鸣，耳聋，咽喉肿痛，牙痛，颊肿，瘰疬，瘿气等。

天牖（手少阳三焦经）

【定位与取穴】正坐取穴。在胆经完骨下约1寸，胸锁乳突肌后缘，约与下颌角平齐（图17，视频17）。

【穴名释义】天，高上为天；牖，窗牖。此穴在耳后，有开窍通气治疗耳聋之功，故名天牖。

【刺灸法】直刺3～5分；灸3～5分钟。

【功能】清头散风。

【主治】头晕，面肿，耳鸣，耳聋，目痛，喉痛，颈项强痛，肩背痛等。

第二章

躯干部腧穴

一、经脉循行

(一) 躯干前部经脉循行

1.任脉：由会阴沿腹部正中线、胸部正中线，至胸骨上窝。(图18，视频18)

2.足少阴肾经：由腹股沟沿腹中线旁开1寸上行，至胸部，沿胸骨中线旁开2寸上行到锁骨内侧。(图18，视频18)

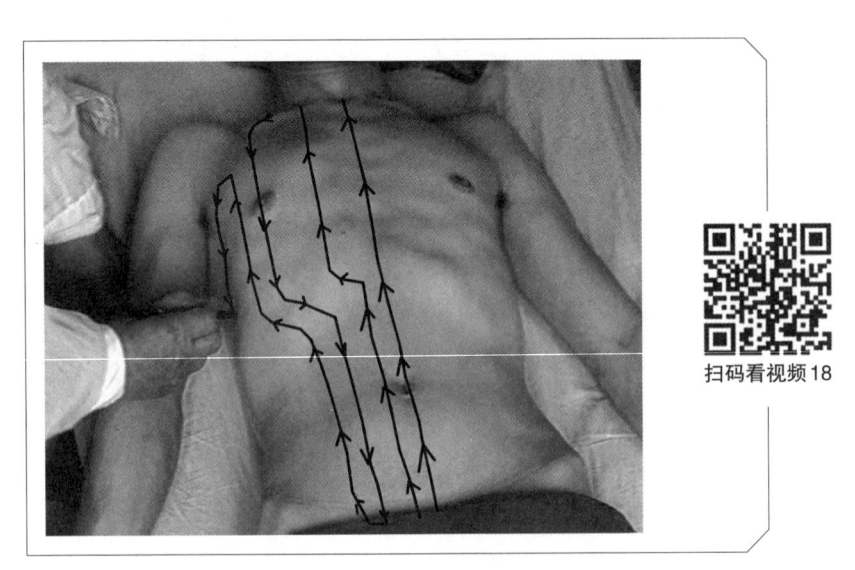

扫码看视频18

图18 躯干前部经脉循行

3.足阳明胃经：由缺盆下行，经过乳头，至腹部，沿腹中线旁开2寸下行到腹股沟。（图18，视频18）

4.足太阴脾经：由腹股沟沿腹中线旁开4寸上行，到胸部，沿胸骨中线旁开6寸，到胸前，再折向胸外侧。（图18，视频18）

（二）躯干侧部经脉循行

1.足少阳胆经：从缺盆下行到腋窝下，向前循行到肋弓下，再折向季肋部十二肋端，沿侧腹到髂前上棘前，后行至臀部。（图19，视频19）

2.足厥阴肝经：从阴部经过小腹到十一肋端，再折胸部至肋弓下缘。（图19，视频19）

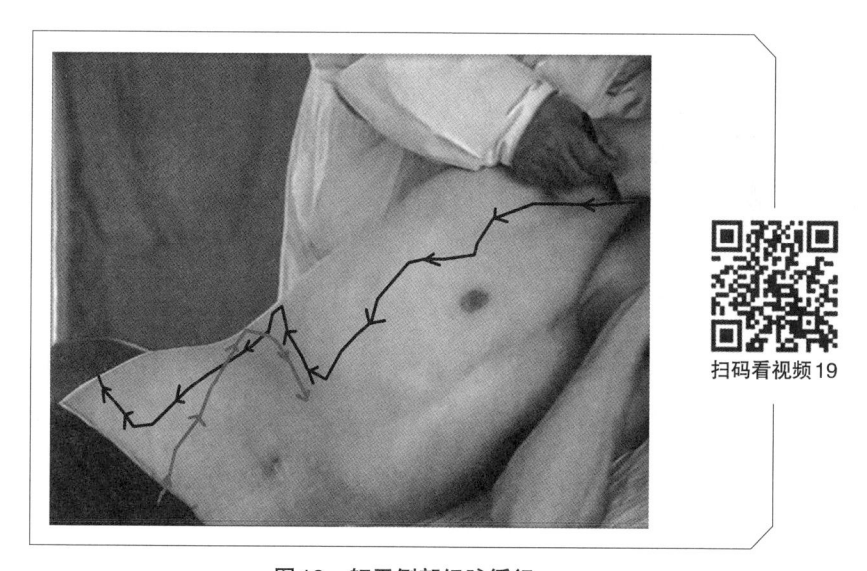

图19　躯干侧部经脉循行

（三）躯干后部经脉循行

1.督脉：沿脊柱中线循行，由项部经过背部、腰部到尾骶部。（图

20，视频20）

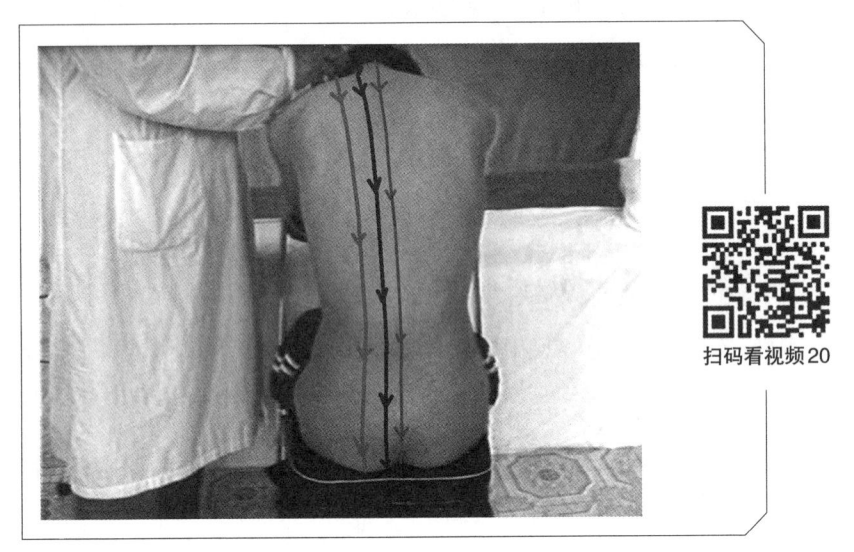

图20 躯干后部经脉循行

2.足太阳膀胱经：夹着督脉分两条侧线下行，第一条侧线距督脉1.5寸，由项部经过背部、腰部、骶部到臀部；第二条侧线距督脉3寸，由项部经过背部、腰部到臀部。（图20，视频20）

（四）肩胛部经脉循行

1.**手阳明大肠经**：由肩峰前上行，至颈部。（图21，视频21）

2.**手太阳小肠经**：由肩关节后上行，至肩胛骨下缘，折向肩胛骨冈下窝中央，再向上行，至肩胛冈上缘，横行至肩胛骨内缘，上行到颈部。（图21，视频21）

3.**手少阳小肠经**：由肩峰后上行至颈部。（图21，视频21）

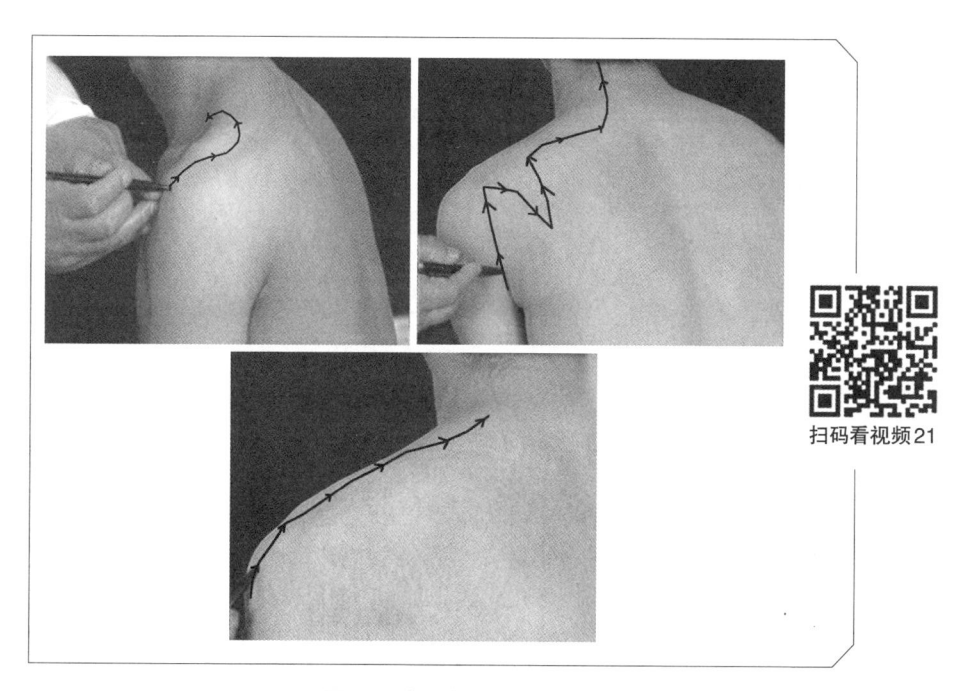

图21　肩胛部经脉循行

二、腧穴

（一）躯干前部腧穴

1.胸部腧穴

璇玑（任脉）

【定位与取穴】仰卧取穴。在华盖上1.6寸，天突下约1寸凹陷中（图22，视频22）。

【穴名释义】璇，旋转；玑，枢机。此穴内应肺脏，肺气、宗气流通犹如璇玑运转，故名璇玑。

【刺灸法】向下沿皮刺3～5分；灸3～5分钟。

053

【功能】宽胸理气。

【主治】胸肋胀痛，呃逆，咳嗽，哮喘，咽喉肿痛等。

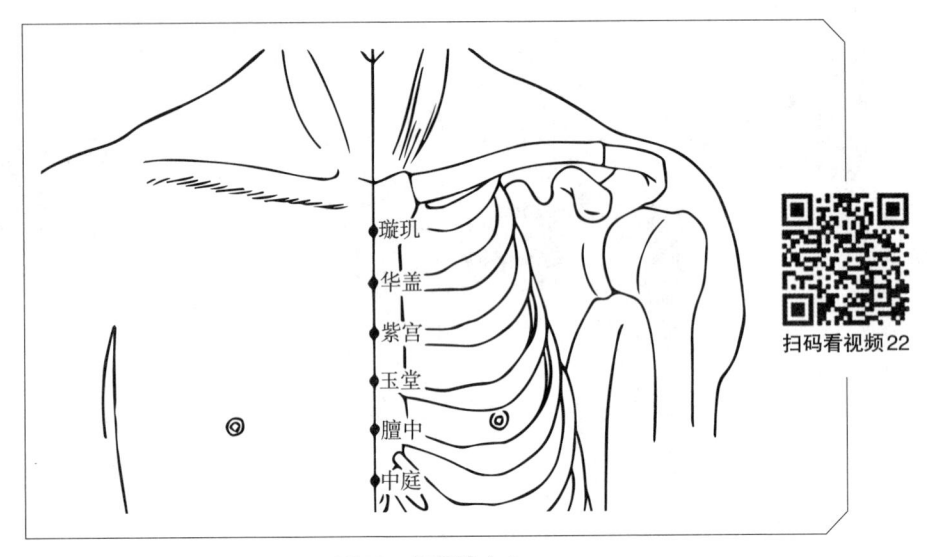

图22　胸部腧穴1

华盖（任脉）

【定位与取穴】仰卧取穴。在紫宫上1.6寸凹陷中（图22，视频22）。

【穴名释义】华，精华；盖，篷盖。肺之脏，又称五脏之华盖，此穴内应肺脏，故名华盖。

【刺灸法】向下沿皮刺3～5分；灸3～5分钟。

【功能】宽胸理气。

【主治】胸肋胀痛，咳嗽，哮喘，咽喉肿痛，咳逆等。

紫宫（任脉）

【定位与取穴】仰卧取穴。在玉堂上1.6寸凹陷中（图22，视频22）。

【穴名释义】紫，赤色；宫，宫室。心为君主之官，此穴内应心脏，为君主所居，故名紫宫。

【刺灸法】向下沿皮刺3～5分；灸3～5分钟。

【功能】宽胸理气。

【主治】胸痛，呃逆，呕吐，咳嗽，哮喘，咽喉肿痛等。

玉堂（任脉）

【定位与取穴】仰卧取穴。在膻中上1.6寸凹陷中（图22，视频22）。

【穴名释义】玉，白色；堂，宫室。此穴居心之上，为五脏六腑经络经气来朝之堂，故名玉堂。

【刺灸法】向下沿皮刺3～5分；灸3～5分钟。

【功能】宽胸理气。

【主治】胸痛，呕吐，咳嗽，哮喘，咽喉肿痛等。

膻中（任脉）

【定位与取穴】仰卧取穴。在中庭上1.6寸，两乳头之间凹陷中（图22，视频22）。

【穴名释义】膻，胸中两乳间曰膻；中，中间。此穴为八会之气会，在两乳间陷中，故名膻中。

【刺灸法】向下沿皮刺3～8分；灸5～10分钟。

【功能】宽胸理气，宁心化痰。

【主治】胸痛，咳嗽，哮喘，肺痈，咯血，噎膈，呃逆，心悸，心慌，痰迷心窍，心动过速，乳汁不足，乳痈等。

【按语】膻中系心包络之募穴，任脉、足太阴脾经、足少阴肾经、手太阳小肠经和手少阳三焦经之会穴，也是八会穴中之气会，有理肺气、通乳络之功。配百劳、定喘、肺俞、太渊治疗咳喘、胸满不得卧。

中庭（任脉）

【定位与取穴】仰卧取穴。在胸骨体与剑突之间凹陷中（图22，视频22）。

【穴名释义】中，中间；庭，宫庭。此穴在胸前鸠尾骨上端，胸腹中心之前庭，故名中庭。

【刺灸法】直刺3～5分；灸3～5分钟。

【功能】宽胸理气。

【主治】胸胁胀痛，食不下，呕吐，小儿吐乳，噎膈等。

步廊（足少阴肾经）

【定位与取穴】仰卧取穴。在任脉中庭旁2寸，第五肋间隙中（图23，视频23）。

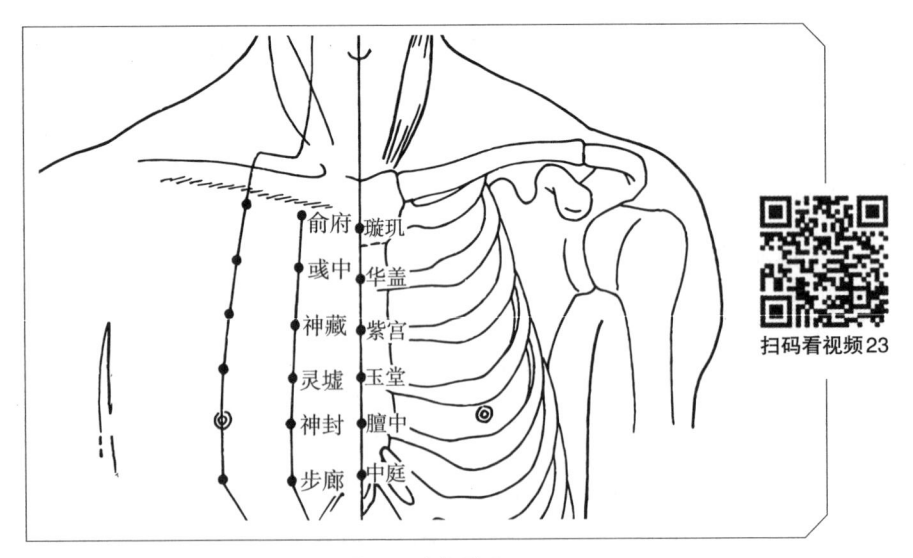

图23　胸部腧穴2

【穴名释义】步，度量；廊，庭外长廊。此穴在中庭外，肾经各穴从步廊至俞府，均等距离按顺序排列，如庭廊相对，故名步廊。

【刺灸法】向下斜刺3～5分；灸3～5分钟。

【功能】宣肺理气。

【主治】胸胁胀痛，咳嗽，哮喘，气短，呃逆，呕吐，心悸等。

【按语】步廊配心俞、内关治疗心悸。

神封（足少阴肾经）

【定位与取穴】仰卧取穴。在任脉膻中与乳头之间，第四肋间隙中（图23，视频23）。

【穴名释义】神，心藏神；封，封藏。此穴在胸部，内应心脏，是心神封藏之处，故名神封。

【刺灸法】向下斜刺3～5分；灸3～5分钟。

【功能】宣肺理气，宁心安神。

【主治】胸胁胀痛，咳嗽，哮喘，呕吐，心动过速，支气管炎，乳痛，乳汁不足等。

【按语】神封与步廊皆有通经活络、宽胸利膈的作用，为治疗肋间神经痛和心脏病的常用配穴。配膈俞、肝俞、膻中、支沟治疗肋间神经痛。

灵墟（足少阴肾经）

【定位与取穴】仰卧取穴。在任脉玉堂旁2寸，第三肋间隙中（图23，视频23）。

【穴名释义】灵，心灵；墟，居处。此穴内应心脏，是心灵隐居之处，故名灵墟。

【刺灸法】向下斜刺3～5分；灸3～5分钟。

【功能】宣肺理气。

【主治】咳嗽，哮喘，呕吐，胸肋胀痛，乳痈，乳汁不足等。

神藏（足少阴肾经）

【定位与取穴】仰卧取穴。在任脉紫宫旁2寸，第二肋间隙中（图23，视频23）。

【穴名释义】神，心神；藏，隐藏。此穴内近心脏，是心神隐藏之处，故名神藏。

【刺灸法】下斜刺3～5分；灸3～5分钟。

【功能】宣肺理气。

【主治】咳嗽，哮喘，胸肋胀痛，心慌，气短，支气管炎等。

【按语】神藏有平喘降逆、通经活络之功。配百劳、定喘、肺俞、膻中、太渊治疗咳嗽哮喘。

彧中（足少阴肾经）

【定位与取穴】仰卧取穴。在任脉华盖旁2寸，第一肋间隙中（图23，视频23）。

【穴名释义】彧，繁华茂盛；中，胸中。此穴在胸部，是心神肺气聚集与输布之处，故名彧中。

【刺灸法】向下斜刺3～5分；灸3～5分钟。

【功能】宣肺理气。

【主治】咳嗽，哮喘，痰壅，胸肋胀痛，支气管炎等。

俞府（足少阴肾经）

【定位与取穴】仰卧取穴。在任脉璇玑旁2寸，锁骨下缘凹陷中（图23，视频23）。

【穴名释义】俞，同输；府，府库。此穴在胸部，是肾经、心包经及心血、肺气会聚、转输之处，故名俞府。

【刺灸法】向下斜刺3～5分；灸3～5分钟。

【功能】宣肺理气。

【主治】咳嗽，哮喘，胸肋胀痛，呕吐，支气管炎等。

气户（足阳明胃经）

【定位与取穴】仰卧取穴。在任脉旁4寸，乳头直上，锁骨下缘凹陷中（图24，视频24）。

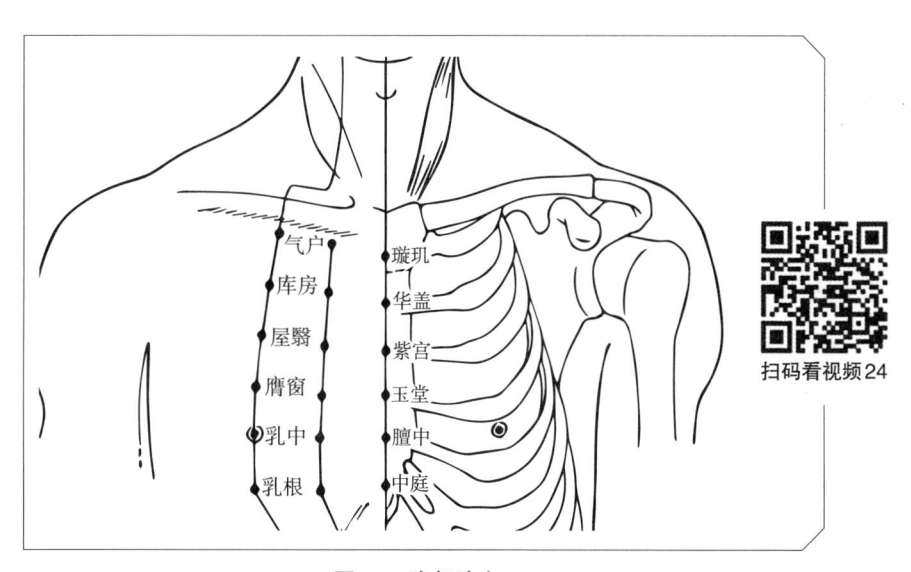

图24　胸部腧穴3

【穴名释义】气，肺气；户，门户。此穴在肺尖部，是呼吸之气出入的门户，故名气户。

【刺灸法】向下斜刺3～5分；灸3～5分钟。

【功能】宽胸理气，疏经止痛。

【主治】咳嗽，哮喘，呃逆，胸胁支满，胸背痛等。

库房（足阳明胃经）

【定位与取穴】仰卧取穴。在任脉旁4寸，乳头直上，第一肋间隙中（图24，视频24）。

【穴名释义】库，仓库；房，房屋。此穴在胸部，似库房样地贮藏肺气，故名库房。

【刺灸法】向下斜刺3～5分；灸3～5分钟。

【功能】理肺化痰。

【主治】胸胁胀痛，咳吐浊痰等。

屋翳（足阳明胃经）

【定位与取穴】仰卧取穴。在任脉旁4寸，乳头直上，第二肋间隙中（图24，视频24）。

【穴名释义】屋，房舍；翳，雉尾扇，蔽也。此穴在胸部，似屋舍羽扇遮盖保护心肺，故名屋翳。

【刺灸法】向下斜刺3～5分；灸3～5分钟。

【功能】宣肺理气，安神定志，活络通乳。

【主治】胸满，肋痛，咳嗽，哮喘，心动过速，心律不齐，乳肿，乳少等。

【按语】屋翳为胸部常用穴之一。配膻中、内关治疗心动过速或心律不齐。配大椎、肺俞、膻中、尺泽治疗咳喘。

膺窗（足阳明胃经）

【定位与取穴】仰卧取穴。在任脉旁4寸，乳头直上，第三肋间隙中（图24，视频24）。

【穴名释义】膺，胸膺；窗，窗牖通孔。此穴在乳上是肺气出入之处，故名膺窗。

【刺灸法】向下斜刺3～5分；灸3～5分钟。

【功能】宣肺理气，安神定志，活络通乳。

【主治】胸满，肋痛，咳逆，哮喘，心区痛，心动过速，心律不齐，乳痛，乳少等。

【按语】膺窗是治疗乳房肿痛的主穴，有清热消肿的作用。配乳根、膻中、少泽治疗乳腺炎，发热加配大椎、合谷。配膻中、内关治疗心动过速、心律不齐和心区痛。

乳中（足阳明胃经）

【定位与取穴】在乳头中央，仅为取穴标志。禁针灸（图24，视频24）。

【穴名释义】乳，乳头；中，正中。此穴在乳头正中，故名乳中。

乳根（足阳明胃经）

【定位与取穴】仰卧取穴。在任脉旁4寸，乳头直下，第五肋间隙中（图24，视频24）。

【穴名释义】乳，乳房；根，根本、基底地。此穴在乳房下缘根底部，故名乳根。

【刺灸法】向下斜刺3～5分；灸3～5分钟。

【功能】宣肺理气，活络通乳。

【主治】胸满，肋痛，咳嗽，哮喘，呃逆，心区痛，乳痛，乳少等。

【按语】乳根以其穴所居位置故名，为治疗乳房疾患及心区疼痛的主穴。配膻中、内关治疗心前区疼痛。配膻中、少泽治疗乳房肿痛及产后突然乳汁不通或乳汁不足。

食窦（足太阴脾经）

【定位与取穴】仰卧或举臂取穴。在任脉旁6寸，天溪下一肋，第五肋间隙中（图25，视频25）。

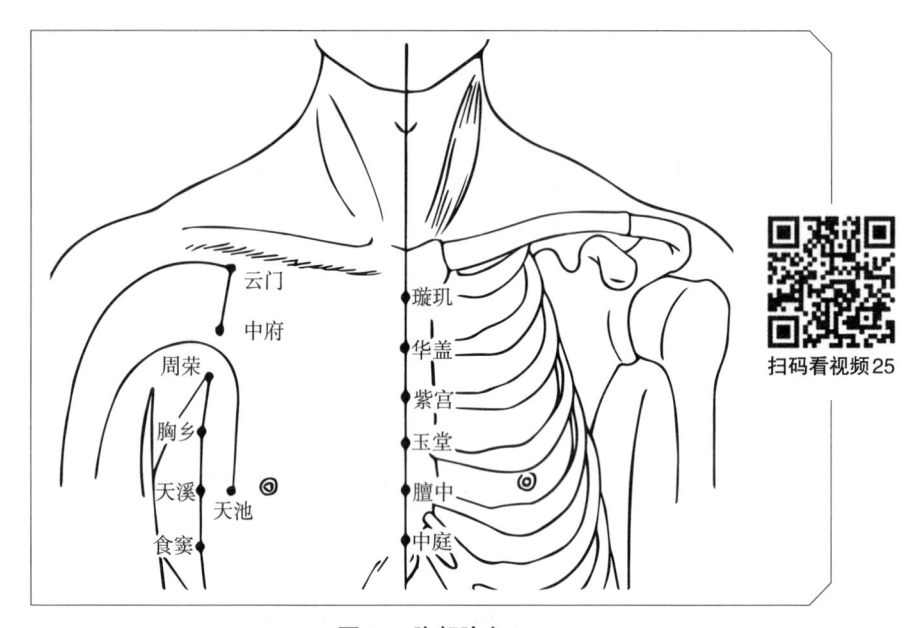

图25　胸部腧穴4

【穴名释义】食，饮食；窦，空洞。此穴在侧胸肋间，饮食通过之处，故名食窦。

【刺灸法】向下斜刺3～5分；灸3～5分钟。

【功能】宽胸理气。

【主治】胸胁胀痛等。

天溪（足太阴脾经）

【定位与取穴】仰卧取穴。在乳头旁2寸，第四肋间隙中（图25，视频25）。

【穴名释义】天，胸属上焦为天；溪，水沟。此穴在乳旁，乳汁流溢之处,故名天溪。

【刺灸法】向下斜刺3～5分;灸3～5分钟。

【功能】疏肝理气。

【主治】胸胁胀痛,呃逆,咳嗽,哮喘,乳痈,乳汁不足等。

胸乡(足太阴脾经)

【定位与取穴】仰卧取穴。在任脉旁6寸,天溪上一肋,第三肋间隙中(图25,视频25)。

【穴名释义】胸,胸腔;乡,家乡居处。此穴在侧胸部,内居肺脏,故名胸乡。

【刺灸法】向下斜刺3～5分;灸3～5分钟。

【功能】宽胸理气。

【主治】胸胁胀痛,支气管炎等。

周荣(足太阴脾经)

【定位与取穴】仰卧取穴。在任脉旁6寸,胸乡上一肋,第二肋间隙中(图25,视频25)。

【穴名释义】周,周身;荣,荣养。此穴内应肺脏,是肺气、脾气转输荣养全身之处,故名周荣。

【刺灸法】向下斜刺3～5分;灸3～5分钟。

【功能】宽胸理气。

【主治】胸胁胀痛,咳嗽,哮喘等。

天池(手厥阴心包经)

【定位与取穴】仰卧取穴。在乳头外约1寸,第四肋间隙中(图25,视频25)。

【穴名释义】天，胸居上焦为天；池，水池。此穴在乳旁凹陷中，是乳汁贮存之处，故名天池。

【刺灸法】向下斜刺3～5分；灸3～5分钟。

【功能】宽胸理气，宁心安神。

【主治】胸膈烦满，胁肋疼痛，腋下肿痛，心悸，心痛，乳痈等。

【按语】天池系手厥阴心包络经、手少阳三焦经、足少阳胆经和足厥阴肝经之会穴，有清热除烦、宽胸理气之功。配心俞、厥阴俞、内关治疗胸满、心烦和心痛。

云门（手太阴肺经）

【定位与取穴】仰卧用手叉腰取穴。在任脉旁6寸，锁骨外下方凹陷中（图25，视频25）。

【穴名释义】云，云雾；门，门户。"肺开窍于鼻，五气入鼻藏于心肺"，再由此穴如云雾样温润全身，故名云门。

【刺灸法】直刺5～8分；灸5～10分钟。

【功能】调理肺气。

【主治】胸痛烦满，咳嗽，哮喘，肩臂疼痛、麻木等。

【按语】云门与中府仅一肋之隔，虽在治疗肺经病症的作用上略同，但无肺募的特殊性。因其感应能沿本经传到上肢远端，故常作为治疗肩臂疼痛及上肢麻木等症的主穴。配天府、尺泽、列缺治疗臂内前缘的疼痛和麻木。

中府（手太阴肺经）

【定位与取穴】仰卧取穴。在任脉旁6寸，云门下约1寸，第一肋间隙外侧（图25，视频25）。

【穴名释义】中，胸中；府，府库。此穴在胸部，为肺气聚集贮藏之府，故名中府。

【刺灸法】向下斜刺3～5分；灸5～10分钟。

【功能】调理肺气，养阴清热。

【主治】胸痛，烦满，咳嗽，哮喘，腹胀，支气管炎，肺炎，肺结核，肩背酸痛等。

【按语】中府系肺之募穴，手太阴肺经和足太阴脾经之会穴，除能治疗本经咳嗽、气喘，胸部胀满，尚可治疗脾经病症，如脾失运化之纳差、腹胀。该穴也是肺脏病变出现经络反应的压痛点，近代用来诊断肺结核，有一定参考价值，故亦为治疗肺结核的主穴。配肺俞、百劳、定喘、膻中治疗慢性气管炎。痰盛加丰隆。

2.腹部腧穴

中脘（任脉）

【定位与取穴】仰卧取穴。在肚脐中心与中庭之间，肚脐上4寸（图26，视频26）。

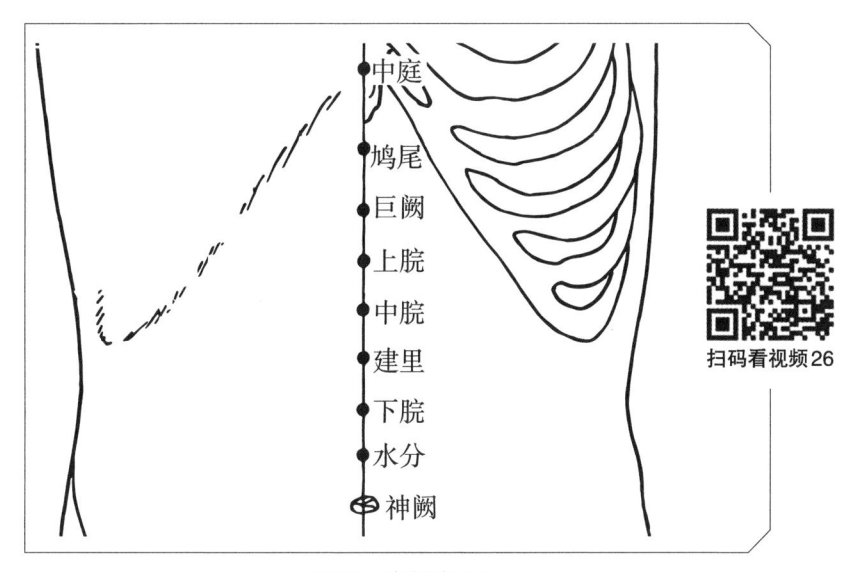

图26　腹部腧穴1

【穴名释义】中，中间；脘，胃腑。此穴内应胃腑之中，中焦营卫气血化生之源，故名中脘。

【刺灸法】直刺0.5~1寸；灸5~10分钟。

【功能】调理肠胃，行气活血，清热化滞。

【主治】胃痛，胃下垂，呕吐，呃逆，吞酸，食积，痔疾，肠鸣，腹痛、胀满，痞块，便秘，泄泻，痢疾，黄疸，咳嗽，哮喘，癔病，癫痫，失眠，神经衰弱，胃溃疡，胃炎，消化不良，肠炎，肝炎，胆囊炎等。

【按语】中脘系胃之募穴，八会穴中之腑会，又是任脉、手太阳小肠经、手少阳三焦经和足阳明胃经之会穴，有健脾和胃的作用，临床极为常用。配巨阙、下脘、内关、足三里、公孙治疗急、慢性胃肠炎和胃及十二指肠溃疡。

巨阙（任脉）

【定位与取穴】仰卧取穴。在肚脐中心上6寸（图26，视频26）。

【穴名释义】巨，大也；阙，帝王之宫庭。此穴在蔽骨下，为心神经气会聚之阙庭，故名巨阙。

【刺灸法】直刺0.5~1寸；灸5~10分钟。

【功能】和中降逆，清心化痰。

【主治】胸满、胀痛，呃逆，呕吐，胃痛，吞酸，黄疸，腹泻，噎膈，癔病，癫痫，心痛，心慌，心悸，急性胃肠炎等。

【按语】巨阙系心之募穴。配心俞、神门治疗心悸。配天突、膻中、中脘、内关、阳溪治疗噎膈和癔病。

鸠尾（任脉）

【定位与取穴】仰卧举臂取穴。在剑突下0.5寸，肚脐中心上7寸

（图26，视频26）。

【穴名释义】鸠，鸠鸟；尾，尾巴。此穴在胸前，似鸠鸟尾巴的尾骨下，故名鸠尾。

【刺灸法】直刺3～5分；灸3～5分钟。

【功能】和中降逆，清心化痰。

【主治】胸满、胀痛，胃痛，呃逆，呕吐，癔病，癫痫，心悸等。

上脘（任脉）

【定位与取穴】仰卧取穴。在肚脐中心上5寸（图26，视频26）。

【穴名释义】上，上方；脘，胃腑。此穴内应胃之上口，故名上脘。

【刺灸法】直刺0.5～1寸；灸5～10分钟。

【功能】和中降逆，清热化痰。

【主治】胃痛，呃逆，呕吐，腹泻，腹胀痛，黄疸，痞块水肿，癔病，癫痫，吐血，消化不良等。

【按语】上脘系任脉、足阳明胃经和手太阳小肠经之会穴，上、中、下三脘的作用基本相同，都有治疗胃肠疾患的作用。但上脘偏于降逆和胃，治疗胃气上逆之呕吐；中脘则长于健脾助运，治疗脾失运化之纳差、疲乏、浮肿等症；下脘则偏于肠道疾患，治疗腹痛、腹胀、肠鸣、泄泻等。配巨阙、内关治疗呃逆、呕吐和急性胃痛。

下脘（任脉）

【定位与取穴】仰卧取穴。在肚脐中心上2寸（图26，视频26）。

【穴名释义】下，下方；脘，胃腑。此穴内应胃之下口，故名下脘。

【刺灸法】直刺0.5～1寸；灸5～10分钟。

【功能】和中理气，消积化滞。

【主治】胃痛，呕吐，肠鸣，腹胀，腹痛，痞块，消化不良等。

【按语】下脘系任脉和足太阴脾经之会穴，为治疗胃肠道疾患的常用穴。配上脘、中脘、内关、足三里治疗胃痛、腹胀及胃和十二指肠溃疡。

建里（任脉）

【定位与取穴】仰卧取穴。在肚脐中心上3寸（图26，视频26）。

【穴名释义】建，建立；里，邻里。此穴内应胃部中下之间，建立中焦之邻里，故名建里。

【刺灸法】直刺0.5～1寸；灸5～10分钟。

【功能】和中理气，消积化滞。

【主治】胃痛，呃逆，呕吐，腹胀痛，身肿，消化不良等。

【按语】建里为治疗胃肠疾患的配穴。配上脘、天枢、足三里治疗腹胀、肠鸣和消化不良。

水分（任脉）

【定位与取穴】仰卧取穴。在肚脐中心上1寸（图26，视频26）。

【穴名释义】水，水液；分，分离。此穴内应小肠，能分利水气之清浊，主水病，故名水分。

【刺灸法】直刺0.5～1寸；灸5～10分钟。

【功能】和中理气，分利水湿。

【主治】胃胀，腹胀如鼓，腹水，腹胀痛，绕脐痛，小便不利，泄泻等。

【按语】水分为分利水道的常用穴。配天枢、气海、会阳治疗洞泄。配脾俞、肾俞、足三里、复溜治疗肾炎、水肿。

神阙（任脉）

【定位与取穴】仰卧取穴。在肚脐中心（图27，视频26）。

【穴名释义】神，元神；阙，帝王之宫庭。此穴在脐中心，为元神出入之阙庭，故名神阙。

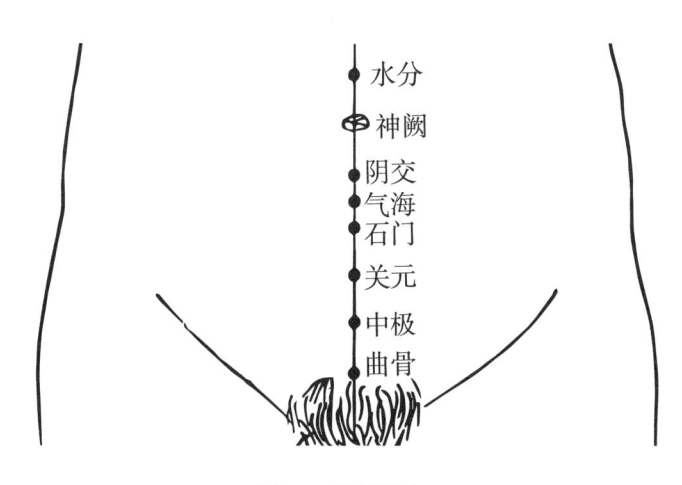

图27 腹部腧穴2

【刺灸法】禁针；隔盐灸10～20分钟，严禁起疱。

【功能】培元固本。

【主治】肠鸣、腹痛、泄泻、痢疾，水肿，脱肛，腹中冷痛，中风，尸厥，虚脱等。

【按语】神阙为回阳救逆之主要灸穴。配人中、足三里治疗中风、昏迷、尸厥和虚脱。

关元（任脉）

【定位与取穴】仰卧取穴。在肚脐中心下3寸（图27，视频26）。

【穴名释义】关，关界，闭藏；元，元气。此穴在脐下，是人身元阴元阳交关之所，故名关元。

【刺灸法】直刺0.5～1寸，灸10～20分钟。

【功能】补肾培元，清热利湿。

【主治】阳痿，遗精，遗尿，尿闭，尿血，泄泻，痢疾，脱肛，腹痛，胃下垂，疝气，虚脱，尿道炎，膀胱炎，神经衰弱，会阴部湿痒，崩漏，赤白带下，癥瘕，闭经，痛经，子宫脱垂，胎衣不下，不孕，月经不调等。

【按语】关元系小肠之募穴，任脉和足三阴经之会穴，为培元固本之要穴，治疗极为广泛，凡胃肠及泌尿、生殖等器官之见症，皆可取用此穴施治。配印堂、中脘、神门、三阴交治疗神经衰弱。配肾俞、关元俞、上髎治疗盆腔炎。

气海（任脉）

【定位与取穴】仰卧取穴。在肚脐中心下1.5寸（图27，视频26）。

【穴名释义】气，元气；海，水归聚之处。此穴在脐下，是人身元气生发与会聚之处，故名气海。

【刺灸法】直刺0.5～1寸；灸5～20分钟。

【功能】补肾培元，益气和血。

【主治】胃痛，腹痛，绕脐绞痛，便秘，泄泻，痢疾，脱肛，水肿，遗尿，尿血，尿闭，阳痿，遗精，胃下垂，疝气，虚痨，虚脱，神经衰弱，崩漏，赤白带下，癥瘕，闭经，痛经，月经不调，胎衣不下，子宫脱垂，四肢无力等。

【按语】气海意为元气之海，偏于补气，常用于脏器功能低下之见症，擅治肠胃虚弱。配中脘、天枢、足三里治疗胃下垂和慢性肠胃炎。配关元、三阴交、行间治疗尿血和崩漏。

阴交（任脉）

【定位与取穴】仰卧取穴。在肚脐中心下1寸（图27，视频26）。

【穴名释义】阴，阴脉；交，交会。此穴在脐下，为任脉、冲脉、足少阴交会之处，故名阴交。

【刺灸法】直刺0.5～1寸；灸5～20分钟。

【功能】补肾培元，清热利湿。

【主治】小腹痛，绕脐冷痛，疝气，阴部湿痒，崩漏，赤白带下，月经不调等。

【按语】阴交系任脉、足少阴肾经和冲脉之会穴。配下脘、天枢、足三里治疗绕脐冷痛和慢性肠炎。

石门（任脉）

【定位与取穴】仰卧取穴。在肚脐中心下2寸（图27，视频26）。

【穴名释义】石，坚石；门，门户。此穴在脐下丹田之门，内气下沉少腹坚硬之处，故名石门。

【刺灸法】直刺0.5～1寸；灸5～20分钟。

【功能】补肾培元，清热利湿。

【主治】疝气，小腹痛，泄泻，痢疾，水肿，遗尿，尿闭，消化不良，癥瘕，经闭，滞产，崩漏，赤白带下等。

【按语】石门系三焦之募穴。配关元、气穴、合谷、三阴交治疗闭经。

曲骨（任脉）

【定位与取穴】仰卧取穴。在肚脐中心下5寸，耻骨联合上缘（图27，视频26）。

【穴名释义】曲，屈曲；骨，横骨。此穴在横骨（耻骨）中央屈曲处之上缘，故名曲骨。

【刺灸法】直刺0.5～1寸；灸5～20分钟。

【功能】补肾培元，清热利湿。

【主治】阳痿，遗精，尿闭，遗尿，疝气，小腹胀痛，淋病，阴部湿痒，赤白带下，月经不调，痛经等。

【按语】曲骨系任脉和足厥阴肝经之会穴，为治疗盆腔和外阴部病症的常用穴。配中极、三阴交治疗遗尿和尿频，加配血海、风市治疗外阴湿痒。

中极（任脉）

【定位与取穴】仰卧取穴。在肚脐中心下4寸（图27，视频26）。

【穴名释义】中，中间；极，极端、尽处。此穴在横骨之上，人体上下左右的中间，任脉行于腹部中线的尽端，故名中极。

【刺灸法】直刺0.5～1寸；灸5～20分钟。

【功能】补肾培元，清热利湿。

【主治】阳痿，遗精，疝气遗尿，尿闭，小腹胀痛，阴部肿痛、瘙痒，癥瘕，经闭，崩漏，赤白带下，月经不调，胎衣不下，子宫脱垂等。

【按语】中极系膀胱之募穴，任脉和足三阴经之会穴，有培补肾气、清热利湿之功。配肾俞、关元俞、膀胱俞、水道、三阴交，治疗遗尿、遗精、外阴肿痛和膀胱炎。

会阴（任脉）

【定位与取穴】仰卧屈膝取穴。在阴囊（女子阴道后联合）与肛门之间，会阴部正中（图28，视频26）。

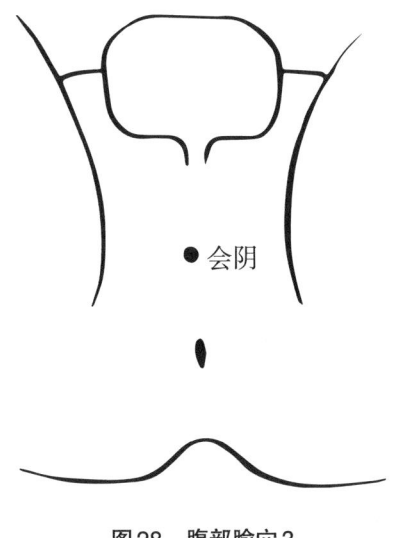

图28　腹部腧穴3

【穴名释义】会，聚会；阴，阴部。此穴在前后二阴之间，任、督、冲三脉之会，故名会阴。

【刺灸法】直刺5～8分；灸5～10分钟。

【功能】补肾培元，清热利湿。

【主治】阴部痒痛，多汗，肛门瘙痒、肿痛，遗精，遗尿，尿闭，溺水昏迷，淋病，子宫脱垂，月经不调等。

【按语】《针灸甲乙经》记载："会阴，一名屏翳，在大便前小便后两阴间，任脉别络夹督脉、冲脉之会。"《针灸大全》《针灸大成》均记载"任脉之络穴为屏翳"，《灵枢》记载"膏之原，出于鸠尾"。"原"即本源，有元气的含意，是元气注留的部位，主治五脏六腑的有关病证；"络"有网络与联络的含意，络穴居络脉别出处的部位，多在表里二经之间，主治表里二经的有关病证。《针灸大成》还记载"督由会阴而行背，任由会阴而行腹"，主治"阴头痛，阴中诸病，前后相应痛，不得大小便，谷道瘙痒，久痔相通，女子经水不通，阴门肿痛"。会阴距督脉近，既能通任督二脉，又能治疗任督二脉的病，所以本书任脉络穴是会阴。会阴又名屏翳，系任、督、冲三脉之会穴，任脉之络穴别走督脉，是治疗二阴和盆腔疾患的有效穴。但由于取用不便，一般回避不用。配人中、百会治疗溺水昏迷。配中脘、关元、三阴交治疗子宫脱垂。

横骨（足少阴肾经）

【定位与取穴】仰卧取穴。在任脉曲骨旁1寸，耻骨上缘（图29，视频27）。

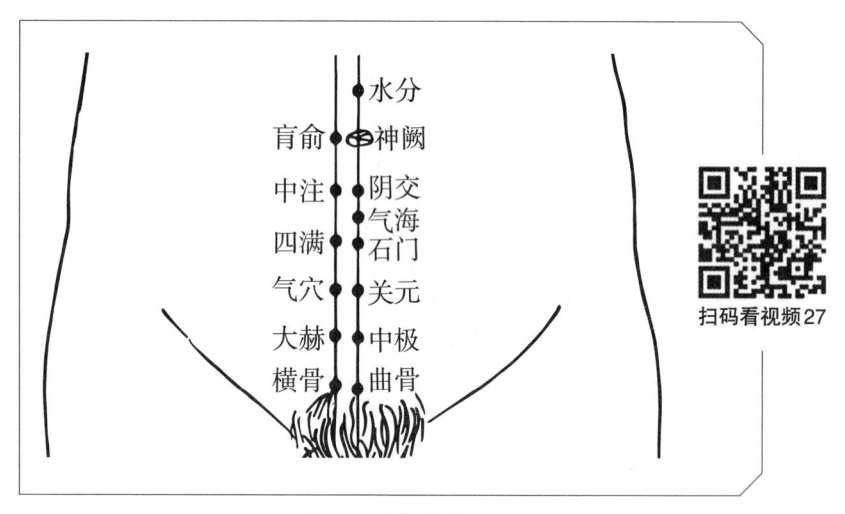

图29 腹部腧穴4

附注：肾经由横骨至肓俞的横寸，有几种不同的记载。《黄帝内经》《针灸甲乙经》《备急千金要方》《外台秘要》《铜人腧穴针灸图经》《十四经发挥》《类经图翼》《医宗金鉴》等均为"去中行五分"；《针灸大成》为"去中行一寸"。根据临床经验，若在腹部中线旁5分取穴，距任脉太近，容易使肾经和任脉穴位相混，若按1.5寸取穴，又距胃经太近，容易使肾经和胃经穴位相混。例如，若按腹部中线旁5分取肓俞穴，穴位在肚脐外缘，消毒不严容易引起感染，使用很不方便，针刺时感觉多沿任脉向下传导；距腹部中线1.5寸取穴，虽距肚脐较远，但离胃经太近，针刺时，感觉常沿胃经向下传导；只有距任脉1寸，针感呈直线向耻骨传导，所以本书取穴为任脉旁1寸。

【穴名释义】横骨，耻骨谓之横骨。此穴在横骨上缘，故名横骨。

【刺灸法】直刺0.5～1寸；灸5～10分钟。

【功能】调补肝肾，清热利湿。

【主治】小腹胀痛，遗精，阳痿，小便不利，阴肿，偏坠，淋病，遗尿，盆腔炎，闭经，月经不调等。

【按语】横骨系足少阴肾经和冲脉之会穴。配中极、三阴交治疗遗尿。

大赫（足少阴肾经）

【定位与取穴】仰卧取穴。在横骨上1寸，任脉中极旁开1寸（图29，视频27）。

【穴名释义】大，高大；赫，显赫。此穴在小腹，是足少阴、冲脉之会，妇女妊娠后，此处突起高大，显而易见，故名大赫。

【刺灸法】直刺0.5～1寸；灸5～10分钟。

【功能】调补肝肾，清热利湿。

【主治】阳痿，遗精，阴茎痛，月经不调，赤白带下，子宫脱垂等。

【按语】大赫系足少阴肾经和冲脉之会穴。配气海、关元、三阴交治疗月经不调及阴茎痛。

气穴（足少阴肾经）

【定位与取穴】仰卧取穴。在大赫上1寸，任脉关元旁1寸（图29，视频27）。

【穴名释义】气，原气；穴，孔穴。此穴是足少阴与冲脉之会穴，下焦元气归聚之处，故名气穴。

【刺灸法】直刺0.5～1寸；灸5～10分钟。

【功能】调补肝肾，温经散寒。

【主治】遗精，遗尿，小便不通，腹痛，泄泻，月经不调，闭经，痛经，子宫寒冷，不孕症等。

【按语】气穴系足少阴肾经和冲脉之会穴。配中脘、天枢、关元、三阴交、合谷治疗闭经和不孕症。

四满（足少阴肾经）

【定位与取穴】仰卧取穴。在气海穴上1寸，任脉石门旁1寸（图29，视频27）。

【穴名释义】四,四方精神气血；"满"，充满。此穴在丹田旁，精气充满之处，故名四满。

【刺灸法】直刺0.5～1寸；灸5～10分钟。

【功能】调补肝肾。

【主治】遗精，疝气，脐下积聚，腹痛，月经不调，功能失调性子宫出血等。

【按语】四满系足少阴肾经和冲脉之会穴。配膈俞、肝俞、关元、三阴交、隐白治疗功能失调性子宫出血。

中注（足少阴肾经）

【定位与取穴】仰卧取穴。在四满上1寸，任脉阴交旁1寸（图29，视频27）。

【穴名释义】中，中间；注，灌注。此穴在人身中部，是肾气注入冲脉之处，故名中注。

【刺灸法】直刺0.5～1寸；灸5～10分钟。

【功能】调补肝肾。

【主治】疝气，腹痛，便秘，小便淋沥，月经不调等。

【按语】中注系足少阴肾经和冲脉之会穴。配关元俞、上髎、关元、三阴交治疗月经不调。

肓俞（足少阴肾经）

【定位与取穴】仰卧取穴。在中注上1寸，任脉神阙（肚脐）旁1寸，腹直肌内缘（图30，视频27）。

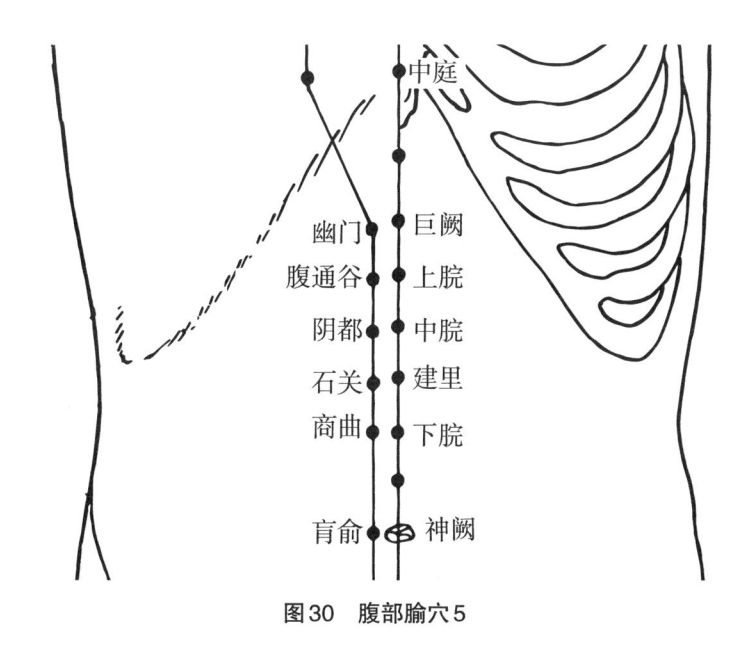

图30 腹部腧穴5

【穴名释义】肓，肓膜；俞，同输。此穴在脐旁，是肾气深入输注肓膜之处，故名肓俞。

【刺灸法】直刺0.5～1寸；灸5～10分钟。

【功能】调肠理气。

【主治】腹痛，便秘，疝气痛，肠炎，月经不调等。

【按语】肓俞系足少阴肾经和冲脉之会穴。配横骨、大敦治疗疝气痛。

商曲（足少阴肾经）

【定位与取穴】仰卧取穴。在肓俞上2寸，任脉下脘旁1寸，腹直肌内缘（图30，视频27）。

附注：肾经由商曲至幽门的横寸，有几种不同的记载。《黄帝内经》《针灸甲乙经》《备急千金要方》《外台秘要》《铜人腧穴针灸图经》《十四经发挥》《医宗金鉴》等均为"去中行五分"；《针灸大成》《针灸大全》为"去中行一寸五分"。根据临床经验，本书取穴为任脉旁1寸，在腹直肌内缘。

【穴名释义】商，大肠属金，其音为商；曲，弯曲。此穴在腹部，内应大肠曲折之处，故名商曲。

【刺灸法】直刺0.5～1寸；灸3～5分钟。

【功能】调理胃肠。

【主治】消化不良，腹痛，腹中积聚，泄泻，便秘等。

【按语】商曲系足少阴肾经和冲脉之会穴。配中脘、阿是穴、足三里、三阴交治疗气滞血瘀之腹痛拒按。

石关（足少阴肾经）

【定位与取穴】仰卧取穴。在商曲上1寸，任脉建里旁1寸，腹直肌内缘（图30，视频27）。

【穴名释义】石，同食；关，关口。此穴在腹部，内应胃脘，是受纳饮食之关，故名石关。

【刺灸法】直刺0.5～1寸；灸3～5分钟。

【功能】调理胃肠。

【主治】胃痛，呃逆，呕吐，食欲不振，腹痛，消化不良等。

【按语】石关系足少阴肾经和冲脉之会穴。配内关、中脘、足三里治疗腹气不通、胃痛、呕吐。

阴都（足少阴肾经）

【定位与取穴】仰卧取穴。在石关上1寸，任脉中脘旁1寸，腹直肌内缘（图30，视频27）。

【穴名释义】阴，阴经；都，都邑。此穴在腹部，是胃、脾、肾、冲脉之都会，故名阴都。

【刺灸法】直刺0.5～1寸；灸3～5分钟。

【功能】调理胃肠。

【主治】胃痛，胁痛，腹痛，腹胀，消化不良等。

【按语】阴都系足少阴肾经和冲脉之会穴。配中脘、下脘、足三里治疗腹痛和消化不良。

腹通谷（足少阴肾经）

【定位与取穴】仰卧取穴。在阴都上1寸，任脉上脘旁1寸，腹直肌内缘（图30，视频27）。

【穴名释义】通，通过；谷，水谷。此穴内应胃腑，是水谷通过之处，穴位在腹部，故名腹通谷。

【刺灸法】直刺0.5～1寸；灸3～5分钟。

【功能】调理胃肠。

【主治】胃痛，呕吐，腹痛，消化不良，急、慢性胃炎等。

【按语】腹通谷系足少阴肾经和冲脉之会穴。配上脘、建里、天枢、足三里治疗消化不良。

幽门（足少阴肾经）

【定位与取穴】仰卧取穴。在通谷上1寸，任脉巨阙旁1寸，肋骨边缘（图30，视频27）。

【穴名释义】幽，两阴交尽曰幽；门，门户。此穴在上腹部，是冲脉与肾经交会的尽处，又是胃气出入之门，故名幽门。

【刺灸法】直刺5~8分；灸3~5分钟。

【功能】调理胃肠。

【主治】胸痛，胃痛，腹胀，呃逆，呕吐，食积，消化不良，胃溃疡等。

【按语】幽门系足少阴肾经和冲脉之会穴。配上脘、中脘、梁丘、足三里治疗胃脘痛。

不容（足阳明胃经）

【定位与取穴】仰卧取穴。在肚脐上6寸，任脉巨阙旁2寸（图31，视频28）。

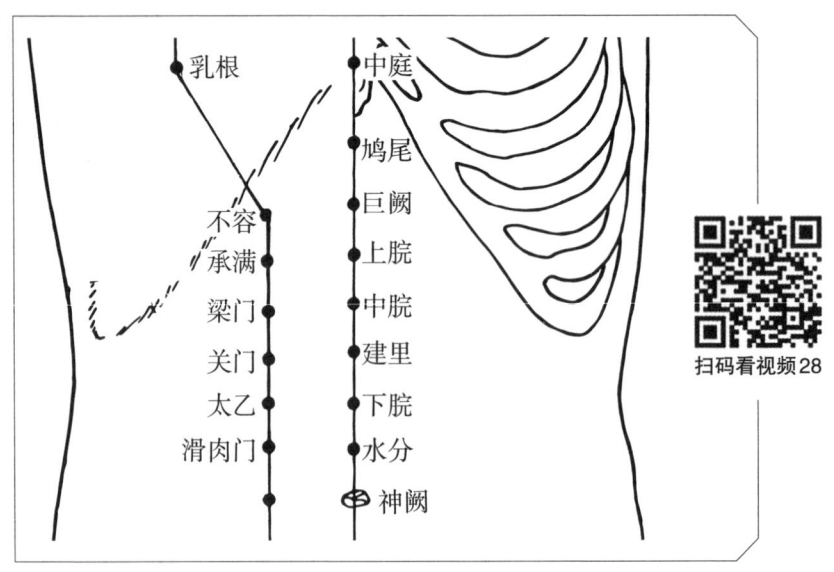

图31　腹部腧穴6

【穴名释义】不，即夫不，鸟名，小鸠也；容，容纳。此穴在鸠尾旁接近胃腑，能容纳盛受水谷，故名不容。

附注：胃经由不容至滑肉门的横寸，有几种不同的记载：《针灸甲乙经》《针灸大成》为"去任脉三寸"，《类经图翼》《医宗金鉴》为"去中行二寸"，本书取穴为任脉旁2寸。

【刺灸法】直刺0.5～1寸；灸3～5分钟。

【功能】调理胃气。

【主治】胸满，胁痛，咳嗽，哮喘，吐血，胃痛，呕吐等。

承满（足阳明胃经）

【定位与取穴】仰卧取穴。在任脉上脘旁2寸，不容下1寸（图31，视频28）。

【穴名释义】承，承受；满，饱满。此穴接近胃腑，能盛满饮食，故名承满。

【刺灸法】直刺0.5～1寸；灸3～5分钟。

【功能】调理胃气。

【主治】胃痛，腹胀，胁下肿痛，饮食不下，胃溃疡等。

梁门（足阳明胃经）

【定位与取穴】仰卧取穴。在任脉中脘旁2寸，承满下1寸（图31，视频28）。

【穴名释义】梁同"粱"，谷也；门，门户。此穴在胃脘部，是谷气出入之门，故名梁门。

【刺灸法】直刺0.5～1寸；灸3～5分钟。

【功能】调理胃气。

【主治】胃痛，腹胀，食欲不振，肠鸣，泄泻，完谷不化，胃炎，胃及十二指肠溃疡等。

【按语】梁门为治疗胃病的常用主穴。配中脘、足三里、内关、公孙治疗胃痛和胃溃疡。

关门（足阳明胃经）

【定位与取穴】仰卧取穴。在任脉建里旁2寸，梁门下1寸（图31，视频28）。

【穴名释义】关，机关；门，门户。此穴在胃底部，是纳谷、消谷、胃气出入之门，故名关门。

【刺灸法】直刺0.5～1寸；灸3～5分钟。

【功能】调理胃肠。

【主治】腹痛，泄痢，食欲不振，水肿，腹胀，便秘等。

太乙（足阳明胃经）

【定位与取穴】仰卧取穴。在任脉下脘旁2寸，关门下1寸（图31，视频28）。

【穴名释义】太，大也；乙，一也，盘曲之象。此穴在盘曲的大小肠之上，故名太乙。

【刺灸法】直刺0.5～1寸；灸3～5分钟。

【功能】调理胃肠。

【主治】胸满，心烦，腹痛，泄痢，食欲不振，胃肠炎等。

滑肉门（足阳明胃经）

【定位与取穴】仰卧取穴。在任脉水分旁2寸，太乙下1寸（图31，视频28）。

【穴名释义】滑，光滑；肉，肌肉；门，门户。此穴在腹部滑肉处，是调理胃肠之门，故名滑肉门。

【刺灸法】直刺0.5～1寸；灸3～5分钟。

【功能】调理胃肠。

【主治】胃痛，呕吐，腹痛，腹胀，消化不良等。

天枢（足阳明胃经）

【定位与取穴】仰卧取穴。在肚脐中心旁2寸，滑肉门下1寸（图32，视频28）。

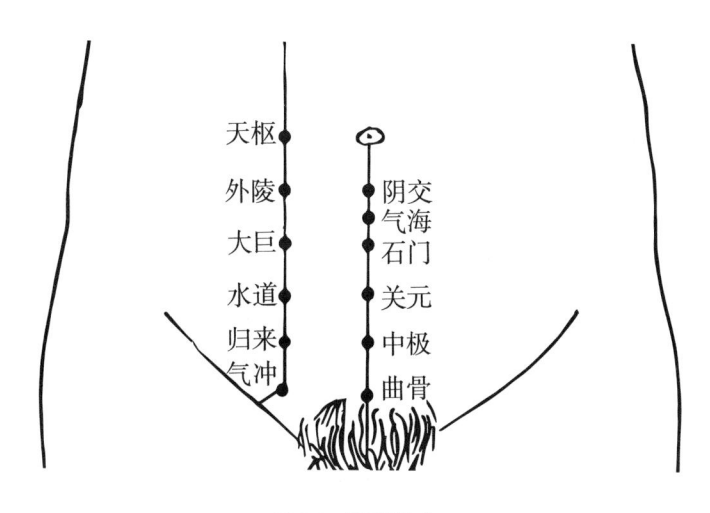

图32 腹部腧穴7

附注：胃经由天枢至气冲的直寸，有几种不同的记载。《千金翼方》"天枢下半寸为外陵"，《针灸大全》"陵下二寸名大巨"，《针灸甲乙经》载水道穴在"大巨下三寸"，归来穴在"水道下二寸"。本书则定为每穴相隔1寸。

【穴名释义】天，高上为天；枢，枢纽。《素问·至真要大论》说："身半以上……天之分也，天气主之；身半以下……地之分也，地气主之……半，所谓天枢也。"此穴在脐旁，居天地二气之间，通于中焦；为水谷之气升清降浊之枢纽，故名天枢。

【刺灸法】直刺0.5~1寸；灸5~20分钟。

【功能】调理肠胃，行气活血。

【主治】腹痛、胀满、便秘、泄泻、肠鸣、痢疾、水肿、癥瘕、消化不良、阑尾炎、急、慢性肠炎，月经不调，痛经等。

【按语】天枢系大肠之募穴，是治疗肠道疾病的常用穴之一。配中脘、气海、足三里治疗急、慢性肠炎，腹痛，痢疾和肠麻痹。配外陵、上巨虚治疗阑尾炎。

外陵（足阳明胃经）

【定位与取穴】仰卧取穴。在任脉阴交旁2寸，天枢下1寸（图32，视频28）。

【穴名释义】外，外侧；陵，丘陵。此穴在脐旁腹肌隆起如丘的外缘，故名外陵。

【刺灸法】直刺0.5~1寸；灸5~20分钟。

【功能】理气活血。

【主治】腹胀，腹痛，疝气，阑尾炎，月经不调等。

【按语】外陵配关元治疗下焦虚寒引起的腹胀、腹痛。配天枢、上巨虚治疗肠痈痛。

大巨（足阳明胃经）

【定位与取穴】仰卧取穴。在任脉石门旁2寸，外陵下1寸（图32，视频28）。

【穴名释义】大，高大，大盛；巨，巨大。此穴在脐旁腹肌隆起最高大丰满而有光泽之处，故名大巨。

【刺灸法】直刺0.5~1寸；灸5~20分钟。

【功能】理气活血。

【主治】肠痈，腹痛，便秘，小便不利，遗精等。

水道（足阳明胃经）

【定位与取穴】仰卧取穴。在任脉关元旁2寸，大巨下1寸（图32，视频28）。

【穴名释义】水，水液；道，道路。此穴接近膀胱，有通调水道利尿之功能，故名水道。

【刺灸法】直刺0.5～1寸；灸5～20分钟。

【功能】通调水道。

【主治】小腹胀痛，小便不利，水肿，腹水，疝气，肾炎，膀胱炎，月经不调等。

【按语】水道，顾名思义能通调水道，有利尿作用。配命门、膀胱俞、中极、水分、复溜治疗膀胱气化失调、小便不利、乳肿、口渴不欲饮水等。配中极、三阴交治疗尿路感染、尿急、尿频。配中脘、水分、气海、足三里、复溜治疗腹水。

归来（足阳明胃经）

【定位与取穴】仰卧取穴。在任脉中极旁2寸，水道下1寸（图32，视频28）。

【穴名释义】归，回归；来，还也。此穴在少腹部，有使不归之气血复来之功，故名归来。

【刺灸法】直刺0.5～1寸；灸5～20分钟。

【功能】调气活血，培补冲任。

【主治】小腹胀痛，遗精，疝气，阴部肿痛，闭经，带下，月经不调等。

【按语】归来有温经活血的作用。配关元、三阴交用于寒凝血瘀的闭经和盆腔及外生殖器疾患，虚证加肾俞、关元俞，实证加气穴、中极。

气冲（足阳明胃经）

【定位与取穴】仰卧避开动脉取穴。在任脉曲骨旁2寸，归来下1寸，耻骨上缘（图32，视频28）。

【穴名释义】气，原气，逆气；冲，冲要，冲动。此穴在少腹气街动脉处，是经气通行的重要道路，能治疗疝气、逆气上冲等症，故名气冲。

【刺灸法】直刺0.5～1寸，灸5～10分钟。

【功能】行气活血，调肝补肾。

【主治】腹痛，疝气，阳痿，茎痛，阴部肿痛，月经不调等。

【按语】气冲系足阳明胃经和冲脉之会穴。配关元、三阴交治疗月经不调。

冲门（足太阴脾经）

【定位与取穴】仰卧避开动脉取穴。在任脉曲骨旁4寸，腹股沟外端纹头中（图33，视频29）。

附注：脾经由冲门至腹哀的横寸，有几种不同的记载，《针灸大成》为"去中行四寸五分"，《类经图翼》《医宗金鉴》为"去中行三寸五分"。本书定为任脉旁4寸。

【穴名释义】冲，冲动，上冲；门，门户。此穴在腹股沟外端动脉处，脉气由此上冲，是足太阴脾经、足厥阴肝经、阴维脉交会之门，故名冲门。

【刺灸法】直刺0.5～1寸；灸5～10分钟。

【功能】调中益气，温经活血。

【主治】小腹胀痛，小便不利，疝气，睾丸炎，子宫脱垂等。

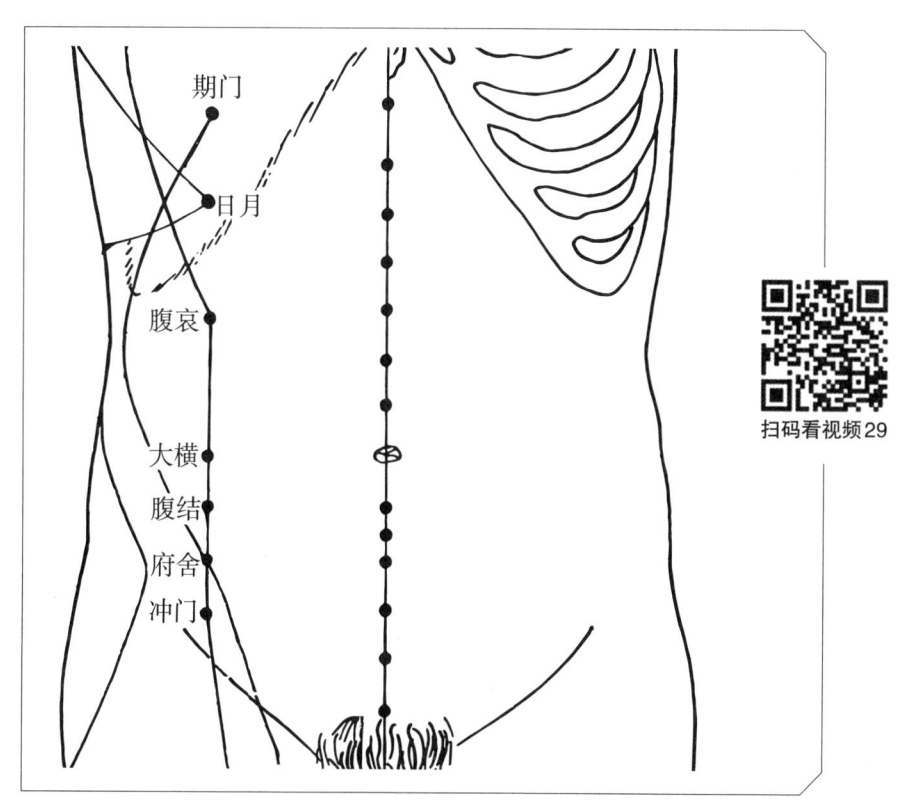

图33 腹部腧穴8

【按语】冲门系足太阴脾经、足厥阴肝经、阴维脉之会穴。一般用于少腹寒凉、胀痛、坠痛和尿闭等症。配中脘、气海、三阴交治疗子宫脱垂。配大敦、三阴交治疗疝气。

府舍（足太阴脾经）

【定位与取穴】仰卧取穴。在冲门上0.7寸，任脉旁4寸（图33，视频29）。

【穴名释义】府，脏腑；舍，居室。此穴在腹部，是脏腑之气聚集入舍之处，故名府舍。

【刺灸法】直刺0.5～1寸，灸5～10分钟。

【功能】调中益气，温经活血。

【主治】小腹胀痛，癥瘕，疝气，睾丸炎，子宫脱垂等。

【按语】府舍系足太阴脾经、足厥阴肝经和阴维脉之会穴，是治疗少腹癥瘕、积聚引起急痛的常用穴。配中脘、气海、三阴交治疗子宫脱垂，加配大敦治疗睾丸炎。

大横（足太阴脾经）

【定位与取穴】仰卧取穴。在肚脐中心旁4寸（图33，视频29）。

【穴名释义】大，大肠；横，平线为横。此穴在脐外4寸，横平大肠之募天枢，故名大横。

【刺灸法】直刺0.5～1寸；灸5～10分钟。

【功能】通调肠胃。

【主治】绕脐腹痛，泄泻，痢疾，便秘，脏躁症等。

【按语】大横系足太阴脾经和阴维脉之会穴，为治疗腹痛、泄痢的常用穴，亦可治疗妇女脏躁症。配天枢、上巨虚治疗绕脐腹痛。配人中、合谷治疗癔病。

腹结（足太阴脾经）

【定位与取穴】仰卧取穴。在大横下1.3寸，任脉旁4寸（图33，视频29）。

附注：腹结的直寸有几种不同的记载，《针灸甲乙经》《备急千金要方》《外台秘要》《十四经发挥》《针灸大成》《类经图翼》等书为"大横下一寸三分"，《铜人腧穴针灸图经》为"大横下三寸"，《针灸大全》为"大横下三分"。本书定为大横下1.3寸。

【穴名释义】腹，肚腹；结，聚结。此穴在腹部，是腹气结聚及治疗气结腹痛之处，故名腹结。

【刺灸法】直刺1～1.5寸；灸5～10分钟。

【功能】理气活血。

【主治】绕脐腹痛，腹胀，疝气，泄痢，阑尾炎等。

腹哀（足太阴脾经）

【定位与取穴】仰卧取穴。在大横上1.5寸，任脉旁4寸（图33，视频29）。

【穴名释义】腹，肚腹；哀，哭啼。此穴在上腹部，常有肠鸣之声，故名腹哀。

【刺灸法】直刺0.5~1寸；灸3~5分钟。

【功能】调理脾胃。

【主治】胸腹胀痛，消化不良等。

【按语】腹哀系足太阴脾经和阴维脉之会穴，主要治疗胃肠疾病。配中脘、足三里治疗消化不良。

期门（足厥阴肝经）

【定位与取穴】仰卧取穴。部位有三个（图33，视频29）。

①期门：乳头直下肋弓边缘，第九肋端。

②上期门：在乳旁1.5寸，再下1.5寸。

③中期门：在乳头下二肋，第六肋间隙中。

附注：《针灸甲乙经》记载期门是腹部穴，"在第二肋端，不容旁各一寸五分，上直两乳……举臂取之"。"肋端"不是肋间，不容旁在腹部，又是"举臂取之"，如果是胸部穴，用不着举臂取穴，因为穴在肋弓边缘，举臂向上，不但腹肌下沉，内脏上提，而且第九肋端明显，容易取穴，还可防止刺伤内脏。根据临床应用，本书期门穴定在乳头下二肋，第六肋间隙中。

【穴名释义】期，周期；门，门户。十二经运行气血，始于肺经，终于肝经，周而复始，气血至此穴归入肺经之门，故名期门。

【刺灸法】直刺4～6分，上、中期门斜刺3～5分；灸3～5分钟。

【功能】疏调肝脾，理气活血。

【主治】胸满，胁痛，肋间神经痛，咳逆，哮喘，胃痛，呃逆，呕吐，饮食不下，黄疸，肝脾大，肝炎，妇女热入血室、乳痛、乳汁不足等。

【按语】期门系肝之募穴，足厥阴肝经、足太阴脾经和阴维脉之会穴。功能同章门。章门偏于治疗脾经病症，此穴则长于治疗肝经病症。配膈俞、肝俞、胆俞、日月、中脘、阳陵泉、足三里、中封治疗肝炎和胆囊炎。上期门、中期门配膈俞、肝俞、膻中、支沟治疗肋间神经痛。

日月（足少阳胆经）

【定位与取穴】仰卧取穴。在乳头直下第九肋端下0.5寸（图33，视频29）。

【穴名释义】日，左目为日；月，右目为月。此穴在肝募期门下，肝胆之精气上注于目，犹如日月之光明，故名日月。

【刺灸法】直刺5～8分；灸3～5分钟。

【功能】疏调肝胆，和中降逆。

【主治】胁肋胀痛，肋间神经痛，呃逆，膈肌痉挛，呕吐吞酸，腹痛，黄疸，胆囊炎，肝炎等。

【按语】日月系胆之募穴，足少阳胆经和足太阴脾经之会穴，有疏肝和胃，通利胆道的作用。配期门、中脘、足三里、阳陵泉、三阴交、行间、肝俞、胆俞治疗胆囊炎和肝炎。

（二）躯干侧部腧穴

渊腋（足少阳胆经）

【定位与取穴】举臂取穴。在腋下3寸，第四肋间隙中，约与乳头平齐（图34，视频30）。

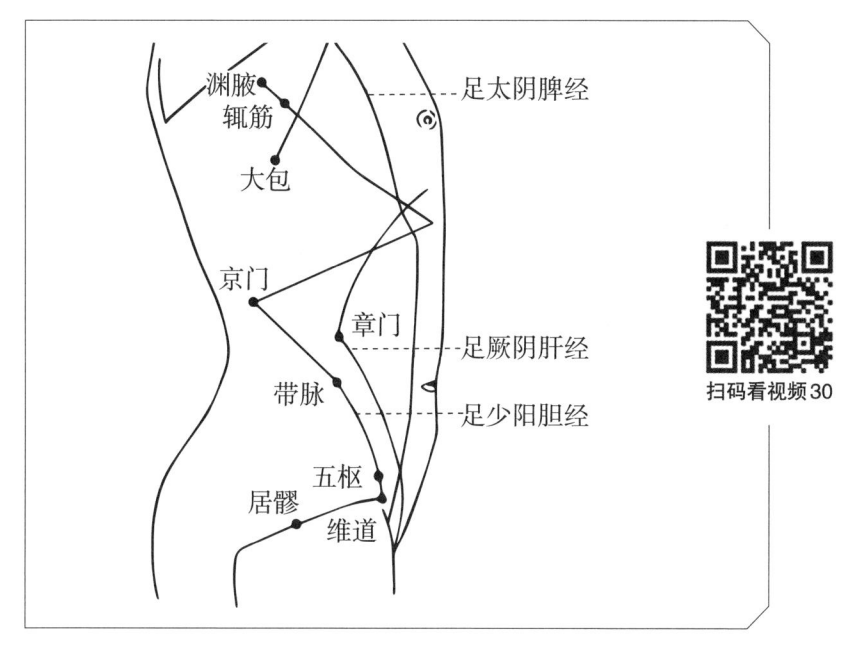

图34 躯干侧面腧穴

【穴名释义】渊，深渊；腋，腋窝。此穴在腋窝下深藏之处，常有汗液从腋窝流下，故名渊腋。

【刺灸法】向下斜刺3～5分。

【功能】理气活血。

【主治】胸满胁痛，腋下肿痛，肋间神经痛等。

辄筋（足少阳胆经）

【定位与取穴】举臂取穴。在渊腋前1寸第四肋间隙中，约与乳头平齐（图34，视频30）。

【穴名释义】辄，车辖两也；筋，筋脉。此穴在似两辖的筋骨之间，即第四肋间隙中，故名辄筋。

【刺灸法】向下斜刺3～5分；灸3～5分钟。

【功能】理气活血，平喘降逆。

【主治】胸满，胁痛，气喘，呕吐，肋间神经痛等。

【按语】辄筋系足少阳胆经和足太阳膀胱经之会穴，有宽胸理气之功。配膈俞、肝俞、膻中、期门、支沟治疗肋间神经痛。

大包（足太阴脾经）

【定位与取穴】仰卧或正坐举臂取穴。在任脉中庭旁8寸，腋窝直下6寸，第六肋间隙中。手虎口张开，拇指尖按中庭，中指尖尽处就是本穴（图34，视频30）。

【穴名释义】大，大络；包，包罗，包揽。此穴为脾之大络，"总统阴阳诸络""灌溉五脏"，无所不包，故名大包。

【刺灸法】向下斜刺3~5分；灸3~5分钟。

【功能】理气活络。

【主治】胸胁胀痛，咳嗽，哮喘，气短，全身痛等。

【按语】大包系足太阴脾经之大络。总管阴阳诸经之络，能治疗全身络脉病症，但后世多用于治疗胸胁痛和脾胃疾患。配肝俞、期门治疗胸胁痛。

京门（足少阳胆经）

【定位与取穴】侧卧取穴。在第十二肋前端（图34，视频30）。

【穴名释义】京，京城；门，门户。此穴在似京城的十二肋端，是通肾脏与原气之门，故名京门。

【刺灸法】直刺3~5分；灸5~10分钟。

【功能】温补肾阳。

【主治】腹胀，腹痛，肠鸣，泄泻，小便不利，肾炎，腰膝冷痛等。

【按语】京门系肾之募穴，有温肾壮阳，通利下焦的作用。配肾俞、命门、关元、委中治疗腰膝冷痛。配中脘、天枢、气海、足三里治疗腹痛、肠鸣、泄泻。配肾俞、关元、复溜治疗肾炎。

章门（足厥阴肝经）

【定位与取穴】侧卧取穴。在第十一肋前端（图34，视频30）。

【穴名释义】章，同障，蔽也；门，门户。此穴在第十一肋端，两肋为遮蔽五脏和脏气出入之门，故名章门。

【刺灸法】直刺0.5～1寸；灸3～5分钟。

【功能】疏调肝脾，清热利湿，活血化瘀。

【主治】黄疸，呃逆，呕吐，水肿，腹胀如鼓，肠鸣，腹泻，二便不利，胁痛，肝脾肿大，胃痛，消化不良等。

【按语】章门系脾之募穴，足厥阴肝经和足少阳胆经之会穴，又是八会穴之脏会，有疏肝理气、通络化瘀的作用。配膈俞、肝俞、脾俞、期门、中脘、足三里、三阴交治疗肝脾肿大。

带脉（足少阳胆经）

【定位与取穴】侧卧取穴。在第十一肋前端下约1.8寸，与肚脐平齐（图34，视频30）。

【穴名释义】带，腰带；脉，经脉。此穴在肚脐外侧，如束腰带的带脉循行处，故名带脉。

【刺灸法】直刺5～8分，灸5～10分钟。

【功能】温补下焦。

【主治】腰腹冷痛，疝气，赤白带下，月经不调，子宫脱垂等。

【按语】带脉系足少阳胆经和带脉之会穴，有调经止带的作用。配肾俞、关元俞、上髎、关元、阴陵泉、三阴交治疗月经不调，赤白带下和子宫脱垂。

五枢（足少阳胆经）

【定位与取穴】侧卧取穴。在带脉下3寸，髂前上棘之上凹陷中（图34，视频30）。

【穴名释义】五，五数；枢，枢纽。"天数五，地数五"，五为中数，此穴在人身之中，是任、督、冲、带、足少阳五脉通行之枢纽，故名五枢。

【刺灸法】直刺5~8分；灸5~10分钟。

【功能】温补下焦。

【主治】疝气，腹痛，便秘，腰胯酸痛，赤白带下等。

【按语】五枢系足少阳胆经和带脉之会穴。配关元俞、上髎、次髎、关元、三阴交治疗慢性盆腔炎和附件炎。

维道（足少阳胆经）

【定位与取穴】仰卧取穴。在髂前上棘（五枢）下5分凹陷中（图34，视频30）。

【穴名释义】维，维系；道，道路。此穴是足少阳、带脉之会，也是维系连接下肢的道路，故名维道。

【刺灸法】直刺5~8分；灸5~10分钟。

【功能】温阳利湿，疏经活络。

【主治】腰胯酸痛，疝气，水肿，腿痛、麻痹等。

【按语】维道系足少阳胆经和带脉之会穴，有温经散寒之功。配冲门、关元、三阴交、大敦治疗疝气。

（三）躯干后部腧穴

1.背部腧穴

大椎（督脉）

【定位与取穴】俯伏取穴。在第七颈椎与第一胸椎之间凹陷中（图35，视频31）。

【穴名释义】大，高大；椎，脊椎。此穴在最高大的第七颈椎与第一胸椎之间，故名大椎。

【刺灸法】直刺3～5分；灸5～15分钟。

【功能】清热散风，扶正祛邪。

【主治】疟疾，外感，热病汗不出，咽痛，咳嗽，哮喘，头痛，项强，胸痛，呕吐，脊背拘急，癫痫，瘾病，黄疸，暑病，软骨病，贫

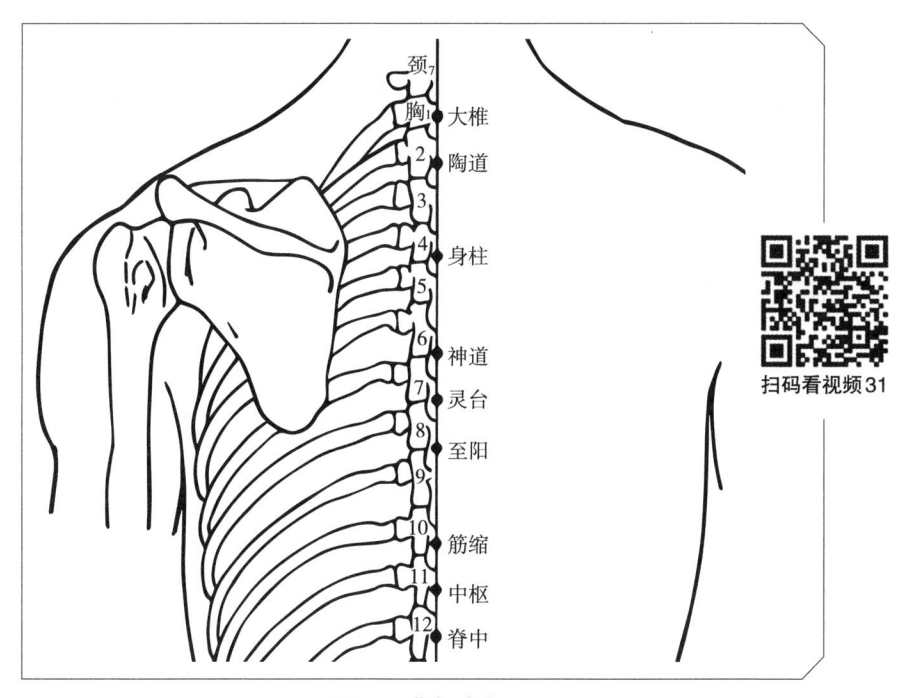

图35 背部腧穴1

血，神经衰弱，毛囊炎，视网膜出血，小儿惊风，小儿麻痹后遗症等。

【按语】大椎系督脉和手足三阳经之会穴，有解表退热发散风寒的作用，是临床常用穴。配风池、曲池、合谷治疗外感发热汗不出。配风池、人中、后溪、申脉治疗小儿惊风。

陶道（督脉）

【定位与取穴】俯伏取穴。在第一胸椎下陷中（图35，视频31）。

【穴名释义】陶，丘形上有两丘相重累曰陶；道，道路。此穴在第七颈椎，第一胸椎似两丘相重累的下方，是督脉之气通行的道路，故名陶道。

【刺灸法】直刺3~5分；灸3~5分钟。

【功能】清热散风，扶正祛邪。

【主治】外感，身热汗不出，咳嗽，哮喘，疟疾，脊背强痛，癫痫，小儿惊风等。

【按语】陶道系督脉和足太阳膀胱经之会穴，功擅疏风解表、清热截疟。配天柱、风门、身柱、至阳治疗项背强痛。配风池、大椎、合谷、后溪治疗发热汗不出、头痛、头重。配大椎、内关、公孙治疗疟疾。

身柱（督脉）

【定位与取穴】俯伏取穴。在第三胸椎下陷中（图35，视频31）。

【穴名释义】身，身体；柱，支柱。此穴在第三胸椎下，上连巅顶，下贯脊髓，横平两膊，为一身之支柱，故名身柱。

【刺灸法】直刺3~5分；灸5~10分钟。

【功能】清热散风，扶正祛邪。

【主治】外感，身热，咳嗽，哮喘，疟疾，脊背强痛，癫痫，癔病，神经衰弱，小儿惊风等。

【按语】身柱有清肺平喘的作用。配大椎、风门、肺俞、膻中、列缺治疗胸膈满闷、喘息不得卧。

神道（督脉）

【定位与取穴】俯伏取穴。在第五胸椎下陷中（图35，视频31）。

【穴名释义】神，心神；道，道路。此穴在第五胸椎下，内应心脏，为心神所通之道路，故名神道。

【刺灸法】直刺3～5分；灸3～5分钟。

【功能】清热息风，宁心化痰。

【主治】脊背强痛，心悸，咳嗽，哮喘，疟疾，热病，神经衰弱，小儿惊风等。

灵台（督脉）

【定位与取穴】俯伏取穴。在第六胸椎下陷中（图35，视频31）。

【穴名释义】灵，心灵；台，楼台。此穴在第六胸椎下，内应心脏，为心灵所居之台，故名灵台。

【刺灸法】直刺3～5分；灸3～5分钟。

【功能】清热化痰。

【主治】脊背强痛，咳嗽，哮喘，热病，红丝疔等。

至阳（督脉）

【定位与取穴】俯伏取穴。在第七胸椎下陷中，约与肩胛骨下角平齐（图35，视频31）。

【穴名释义】至，到也；阳，背为阳。此穴在第七胸椎下，近心处，心与七为阳中之阳，故名至阳。

【刺灸法】直刺3～5分；灸3～5分钟。

【功能】宽胸利膈，清热化痰。

【主治】脊背强痛，胸胁胀痛，咳嗽，哮喘，疟疾，热病，黄疸，胃痛等。

筋缩（督脉）

【定位与取穴】俯伏取穴。在第九胸椎下陷中（图35，视频31）。

【穴名释义】筋，肝主筋；缩，挛缩。此穴在肝俞之间，联筋络肝，主筋肉挛缩，故名筋缩。

【刺灸法】直刺3～5分；灸3～5分钟。

【功能】镇惊息风。

【主治】脊背强痛，癫痫，癔病，胃痛，小儿惊风等。

中枢（督脉）

【定位与取穴】俯卧或俯伏取穴。在第十胸椎下凹陷中（图35，视频31）。

【穴名释义】中，中间；枢，枢纽。此穴在第十胸椎下，居中，为督脉之枢纽，故名中枢。

【刺灸法】直刺3～5分；灸3～5分钟。

【功能】温补脾肾。

【主治】腰脊强痛，胃痛，腹胀，食积，消化不良等。

脊中（督脉）

【定位与取穴】俯卧或俯伏取穴。在第十一胸椎下凹陷中（图35，视频31）。

【穴名释义】脊，脊骨；中，中间。此穴在第十一胸椎下，居脊椎之中间，故名脊中。

【刺灸法】直刺3~5分；灸3~5分钟。

【功能】温补脾肾。

【主治】腰脊强痛，癫痫，胃痛，腹胀，泄泻，食积，脱肛等。

大杼（足太阳膀胱经）

【定位与取穴】俯伏取穴。在第一胸椎下，督脉陶道旁1.5寸（图36，视频32）。

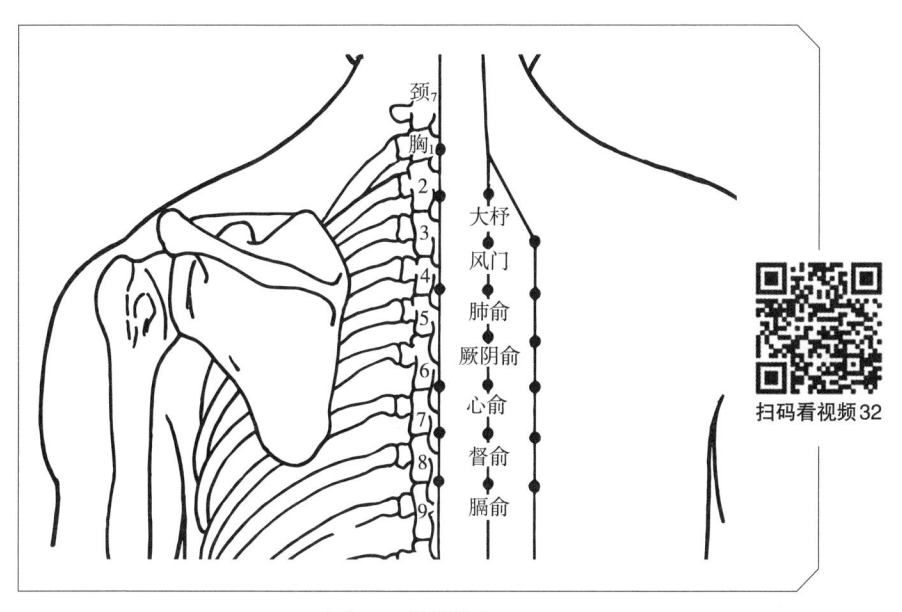

图36 背部腧穴2

【穴名释义】大，盛大；杼，织布之梭。第一胸椎谓之杼骨，此穴在杼骨两旁，故名大杼。

【刺灸法】向下斜刺3~5分；灸3~5分钟。

【功能】祛风解表，疏调筋骨。

【主治】头痛，项强，目眩，咳嗽，哮喘，发热汗不出，咽喉肿痛，肩胛酸痛，脊背酸痛等。

【按语】大杼系足太阳膀胱经、手太阳小肠经、手少阳三焦经和足少阳胆经之会穴，又是八会中的骨会，有解表退热、舒筋壮骨之功。配大椎、陶道、后溪治疗伤寒脉浮、头项强痛、恶寒发热无汗等症。配大椎、华佗夹脊、委中治疗项背筋急酸痛不得屈伸等症。

风门（足太阳膀胱经）

【定位与取穴】俯伏取穴。在第二胸椎下，督脉旁1.5寸（图36，视频32）。

【穴名释义】风，风邪；门，门户。此穴在第二胸椎旁，是风邪侵入与驱出的门，故名风门。

【刺灸法】向下斜刺3~5分；灸3~5分钟。

【功能】祛风解表，清热宣肺。

【主治】头痛，项强，感冒，咳嗽，哮喘，胸背疼痛，荨麻疹，支气管炎，肺炎等。

【按语】风门亦称热府，系足太阳膀胱经和督脉之会穴。因风邪多由此为门户侵入故名。有理肺宣散之功，擅长祛风，凡外感表证皆可取此穴施治。配大椎、肺俞、鱼际、少商治疗寒邪外束，内热郁闭之肺炎等症。

肺俞（足太阳膀胱经）

【定位与取穴】俯伏取穴。在第三胸椎下，督脉身柱旁1.5寸（图36，视频32）。

【穴名释义】肺，肺脏；俞，同输。此穴内应肺脏，是肺气转输之处，故名肺俞。

【刺灸法】向下斜刺3~5分；灸5~10分钟。

【功能】疏散风热，养阴清肺。

【主治】肺痨，咳嗽，哮喘，吐血，盗汗，感冒，发热，荨麻疹，肩背强痛，气管炎，肺炎等。

【按语】肺俞系肺在背之俞穴，有调补肺气之功，通治肺经内伤、外感病症。配风门、喘息、列缺治疗外感咳喘，胸胁满闷等症。配大椎、身柱、中府、列缺、照海治疗内伤咳嗽、盗汗、午后潮热等症。

厥阴俞（足太阳膀胱经）

【定位与取穴】俯伏取穴。在第四胸椎下，督脉旁1.5寸（图36，视频32）。

【穴名释义】厥阴，心包络；俞，同输。此穴内应心包络，是心包络之气转输之处，故名厥阴俞。

【刺灸法】向下斜刺3～5分；灸5～10分钟。

【功能】理气活血，疏通心脉。

【主治】心痛，呕吐，胸痛，肋痛，烦闷，咳嗽，冠心病等。

【按语】厥阴俞系心包络在背之俞穴，有通经活络之功。配心俞、膻中、内关缓解冠状动脉痉挛，扩张血管，改善心脏供血障碍，治疗心绞痛。

心俞（足太阳膀胱经）

【定位与取穴】俯伏取穴。在第五胸椎下，督脉神道旁1.5寸（图36，视频32）。

【穴名释义】心，心脏；俞，同输。此穴内应心脏，是心气转输之处，故名心俞。

【刺灸法】向下斜刺3～5分；灸5～10分钟。

【功能】理气活血，化痰宁心。

【主治】胸闷，心痛，心烦，心悸，心脏病，咳嗽，哮喘，呕吐，吐血，遗精，健忘，癔病，癫痫，肩臂酸痛等。

【按语】心俞系心在背之俞穴，有行气活血，清热化痰，镇惊安神之功，治疗癫痫、狂躁、精神病等，近代临床为治疗心绞痛和冠心病的主穴。另外对于心肾不交之遗精、溲浊、神经衰弱亦有疗效。配厥阴俞、膻中、内关治疗心绞痛和冠心病。

督俞（足太阳膀胱经）

【定位与取穴】俯伏取穴。在第六胸椎下，督脉旁1.5寸（图36，视频32）。

【穴名释义】督，督脉；俞，同输。此穴在第六胸椎旁，是督脉之气转输之处，故名督俞。

【刺灸法】向下斜刺3～5分；灸5～10分钟。

【功能】宽胸理气。

【主治】胸膈满闷，心痛，气逆，腹胀，肠鸣，脊背痛等。

膈俞（足太阳膀胱经）

【定位与取穴】俯伏取穴。在第七胸椎下，督脉至阳旁1.5寸。正坐时与肩胛骨下缘平齐（图36，视频32）。

【穴名释义】膈，横膈；俞，同输。此穴内应横膈，有开胸通膈治疗气滞血瘀的功能，故名膈俞。

【刺灸法】向下斜刺3～5分；灸5～10分钟。

【功能】宽胸降逆，调补气血。

【主治】胸胁胀痛，胃痛，呕吐，噎膈，呃逆，饮食不下，咳嗽，哮喘，吐血，瘀血，便血，贫血，肩臂酸痛等。

【按语】膈俞系八会穴中之血会。与胆俞合称"四花穴"，主要有补血化瘀作用，并可治疗咳嗽、哮喘、胸满气逆和虚劳诸疾。配肝俞、脾俞、曲池、血海、三阴交治疗慢性出血、贫血和紫斑等症。配肝俞、期门、中脘、合谷、内关治疗膈肌痉挛。

肝俞（足太阳膀胱经）

【定位与取穴】俯伏取穴。在第九胸椎下，督脉筋缩旁1.5寸（图37，视频32）。

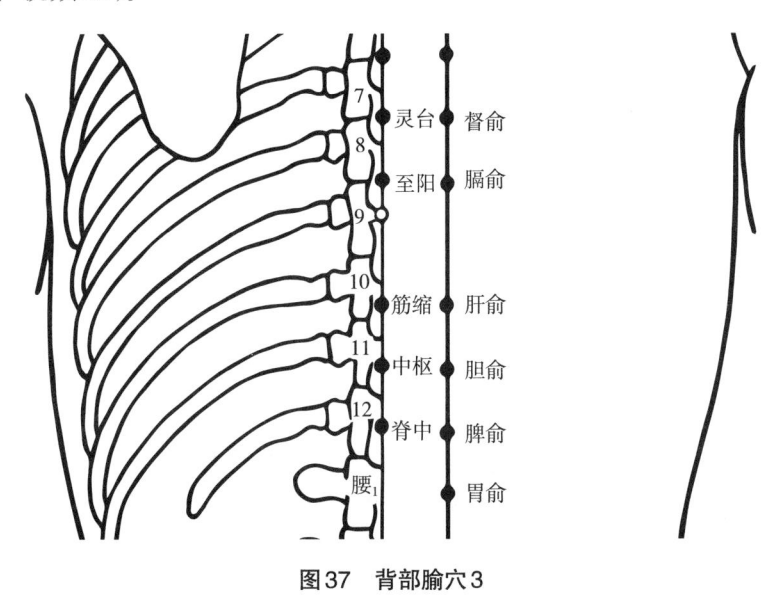

图37 背部腧穴3

【穴名释义】肝，肝脏；俞，同输。此穴内应肝脏，是肝气转输之处，故名肝俞。

【刺灸法】向下斜刺3～5分；灸5～15分钟。

【功能】清泄肝胆，养血明目。

【主治】胸胁胀痛，胃痛，黄疸，鼻衄，吐血，瘛病，颠顶痛，眩晕，青盲，夜盲，肝炎，胆囊炎，视网膜出血，视神经萎缩，乳少，脊背酸痛等。

【按语】肝俞系肝在背之俞穴，既可泻肝胆之火，又能养肝肾之阴。凡肝肾阴虚、肝阳上亢和肝胆经湿热之见症，皆可选用此穴施治。此外对肝胆经所司两胁痛和目疾等症，也常选用此穴。配胆俞、期门、中脘、足三里、三阴交治疗肝炎。配大椎、风池、肾俞、颅息、角孙、太阳治疗因血小板减少引起的紫癜和视网膜反复出血。

胆俞（足太阳膀胱经）

【定位与取穴】俯伏取穴。在第十胸椎下，督脉中枢旁1.5寸（图37，视频32）。

【穴名释义】胆，胆腑；俞，同输。此穴内应胆腑，是胆气转输之处，故名胆俞。

【刺灸法】向下斜刺3～5分；灸5～15分钟。

【功能】清泄肝胆，理气解郁。

【主治】胸胁胀痛，黄疸，口苦，感冒，恶寒汗不出，胃痛，呕吐，胆囊炎，肝炎等。

【按语】胆俞系胆在背之俞穴。功同肝俞。肝俞偏养阴潜阳，此穴则长于利胆解郁；二穴常同时使用治疗肝胆所见诸症。配肝俞、期门、中脘、阳陵泉、足三里、三阴交治疗急性黄疸性肝炎，加配日月治疗胆囊炎。

脾俞（足太阳膀胱经）

【定位与取穴】俯伏或俯卧取穴。在第十一胸椎下，督脉脊中旁1.5寸（图37，视频32）。

【穴名释义】脾，脾脏；俞，同输。此穴内应脾脏，是脾气转输之处，故名脾俞。

【刺灸法】向下斜刺3～5分；灸5～1分钟。

【功能】健脾利湿，益气统血。

【主治】胃痛，腹胀，呕吐，泄泻，黄疸，水肿，肠鸣，痢疾，癥瘕，积聚，出血性病症，崩漏等。

【按语】脾俞系脾在背之俞穴，有健脾利湿、益气统摄之功。凡脾阳不振出现水湿内停、纳差、便溏、脘腹胀满、疼痛喜按、四肢困乏、水肿等中焦虚寒，以及脾不统血之出血见症，皆可取此穴施治。配胃俞、中脘、足三里治疗脾胃虚寒证。配关元、归来、三阴交、隐白治疗经水崩漏等证。

胃俞（足太阳膀胱经）

【定位与取穴】俯伏或俯卧取穴。在十二胸椎下，督脉旁1.5寸（图37，视频32）。

【穴名释义】胃，胃腑；俞，同输。此穴内应胃腑，是胃气转输之处，故名胃俞。

【刺灸法】向下斜刺3～5分；灸5～15分钟。

【功能】滋养胃阴，健脾助运。

【主治】胃痛，胃下垂，腹胀，饥不思食，渴思冷饮，虚烦，干呕，泄泻，小儿疳积，营养不良，腰背酸痛等。

【按语】胃俞系胃在背之俞穴，与脾俞同用，治疗消化系统病症有协同作用，脾俞健运脾阳，胃俞滋养胃阴。凡见渴思冷饮、干呕嘈杂、饥不思食、脉数舌红等胃阴不足之症，均以此穴为主。配中脘、内关、足三里治疗胃脘痛。配脾俞、中脘、建里、下脘、足三里、四缝治疗消化不良。配中脘、内关、三阴交治疗胃阴不足。

附分（足太阳膀胱经）

【定位与取穴】俯伏开胛取穴。在第二胸椎下，督脉旁3寸，肩胛边缘（图38，视频33）。

【穴名释义】附，附属，附近；分，分支，分界。此穴在第二椎下旁开3寸，膀胱经第二行，即第一行的附属分支，故名附分。

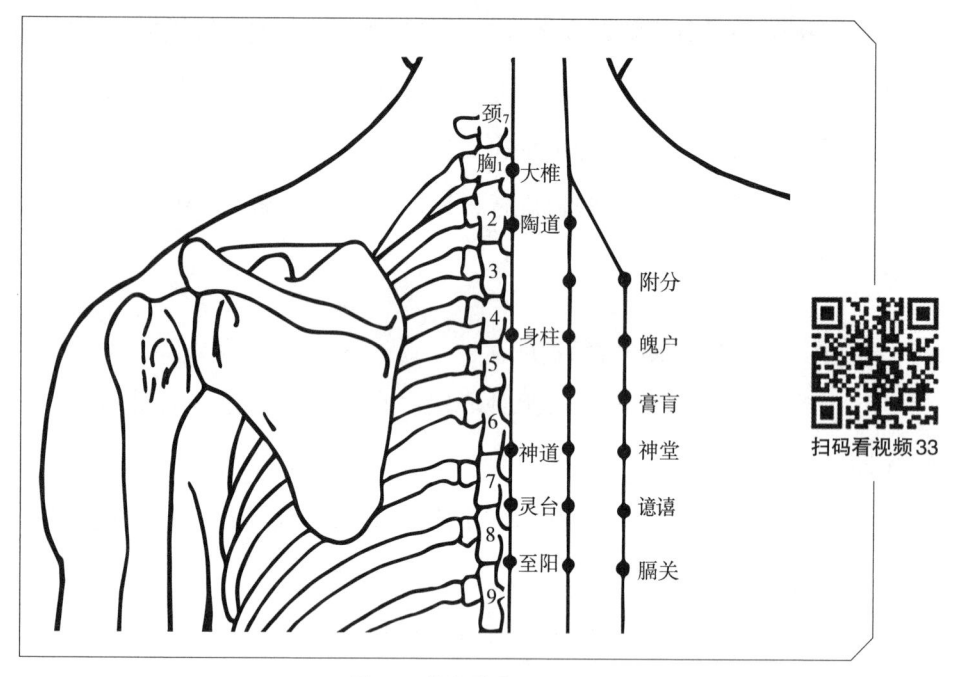

图38 背部腧穴4

【刺灸法】向下斜刺3～5分；灸5～10分钟。

【功能】清热散风，疏经活络。

【主治】颈项强痛，肩背挛痛、拘急、上肢麻痹等。

【按语】附分系足太阳膀胱经和手太阳小肠经之会穴。功同风门，偏于疏经活络，治疗肩背疼痛、麻木等。配风门、大椎、身柱治疗脊背酸痛，加配肩井、肩髃、肩髎、曲池治疗肘臂麻木。

魄户（足太阳膀胱经）

【定位与取穴】俯伏开胛取穴。在第三胸椎下，督脉身柱旁3寸，肩胛骨边缘（图38，视频33）。

【穴名释义】魄，肺藏魄；户，门户。此穴内应肺脏，是肺气出入之门户，故名魄户。

【刺灸法】向下斜刺3～5分；灸5～10分钟。

【功能】疏散风热，养阴清肺。

【主治】肺痨，咳嗽，哮喘，项强，胸满，肩背痛等。

膏肓（足太阳膀胱经）

【定位与取穴】俯伏开胛取穴。在第四胸椎下，督脉旁3寸，肩胛骨边缘（图38，视频33）。

【穴名释义】膏，心下为膏；肓，心下膈上为肓。此穴在心膈之间，故名膏肓。

【刺灸法】向下斜刺3～5分；灸5～10分钟。

【功能】清肺养阴，补虚益损。

【主治】肺痨，咳嗽，哮喘，吐血，咯血，盗汗，健忘，遗精，肩背痛，支气管炎等。

【按语】膏肓有补益气血的作用，对于体弱、虚痨者，常作为扶助正气的主穴。配百劳、肺俞、膈俞、肾俞、中府、太渊治疗骨蒸盗汗、咳吐痰血。配定喘、喘息、膻中治疗哮喘。配足三里、关元常灸能健壮身体。

神堂（足太阳膀胱经）

【定位与取穴】俯伏开胛取穴。在第五胸椎下，督脉神道旁3寸，肩胛骨边缘（图38，视频33）。

【穴名释义】神，心藏神；堂，宫室。此穴内应心脏，是心神朝会之堂，故名神堂。

【刺灸法】向下斜刺3～5分；灸5～10分钟。

【功能】清肺宁心，理气安神。

【主治】胸满，咳嗽，哮喘，心慌，心痛，脊背强痛等。

譩譆（足太阳膀胱经）

【定位与取穴】俯伏取穴。在第六胸椎下，督脉灵台旁3寸，肩胛骨边缘（图38，视频33）。

【穴名释义】譩，伤痛之声；譆，悲欢之声。此穴在第六胸椎旁3寸，压之令人呼"噫嘻"，应手震动，故名譩譆。

【刺灸法】向下斜刺3~5分；灸5~10分钟。

【功能】宣肺解表，和胃降逆。

【主治】咳嗽，哮喘，热病汗不出，呃逆，呕吐，胸背痛等。

膈关（足太阳膀胱经）

【定位与取穴】俯伏取穴。在第七胸椎下，督脉至阳旁3寸，肩胛骨边缘（图38，视频33）。

【穴名释义】膈，横膈；关，关界。此穴内应横膈，是上焦与中焦的关界，故名膈关。

【刺灸法】向下斜刺3~5分；灸5~10分钟。

【功能】宽胸利膈，和胃降逆。

【主治】胸闷，噎膈，呕吐，呃逆，背痛，脊强等。

魂门（足太阳膀胱经）

【定位与取穴】俯伏取穴。在第九胸椎下，督脉筋缩旁3寸（图39，视频33）。

【穴名释义】魂，肝藏魂；门，门户。此穴内应肝脏，是肝气出入之门，故名魂门。

【刺灸法】向下斜刺3~5分；灸5~10分钟。

【功能】疏肝理气。

图39 背部腧穴5

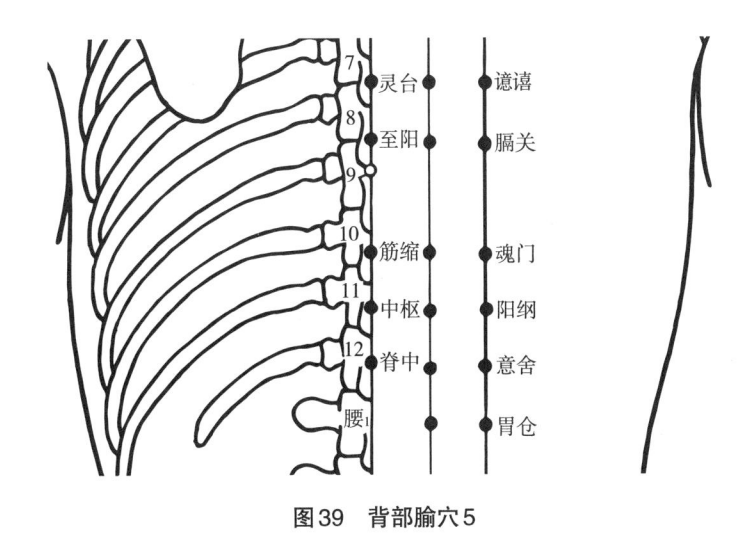

【主治】胸胁胀痛，腰背痛，饮食不下，尸厥等。

阳纲（足太阳膀胱经）

【定位与取穴】俯伏取穴。在第十胸椎下，督脉中枢旁3寸（图39，视频33）。

【穴名释义】阳，腑为阳；纲，纲纪。此穴内应胆腑，为诸阳之纲纪，故名阳纲。

【刺灸法】向下斜刺3～5分；灸5～10分钟。

【功能】清肝胆热。

【主治】腹痛，腹胀，背痛，黄疸，泄泻，饮食不下等。

【按语】阳纲有清利肝胆湿热的作用，配至阳、膈俞、肝俞、脾俞、期门、中脘、足三里治疗黄疸型肝炎。

意舍（足太阳膀胱经）

【定位与取穴】俯伏取穴。在第十一胸椎下，督脉脊中旁3寸（图

39，视频33）。

【穴名释义】意，脾藏意；舍，居室。此穴内应脾脏，是脾气居留之舍，故名意舍。

【刺灸法】向下斜刺3～5分；灸5～10分钟。

【功能】调和脾胃。

【主治】腹满，呕吐，肠鸣，泄泻，食欲不振，背痛等。

胃仓（足太阳膀胱经）

【定位与取穴】俯卧取穴。在第十二胸椎下，督脉旁3寸（图39，视频33）。

【穴名释义】胃，胃腑；仓，胃为仓廪之官。此穴内应胃腑，是胃气之仓，故名胃仓。

【刺灸法】向下斜刺3～5分；灸5～10分钟。

【功能】和中理气。

【主治】胃痛，腹满，水肿，食积，便秘，背痛等。

【按语】胃仓有理气和中的作用，长于胃痛、腹胀的治疗。配脾俞、肓门、中脘、三关治疗小儿食积。

2.腰背部腧穴

悬枢（督脉）

【定位与取穴】俯卧取穴。在第一腰椎下凹陷中（图40，视频34）。

【穴名释义】悬，悬挂；枢，枢纽。此穴在腰部，晃腰时以腰脐为枢纽，太极悬于腰中；仰卧时此处悬起不能平直，故名悬枢。

【刺灸法】直刺3～5分；灸3～5分钟。

【功能】温补脾肾。

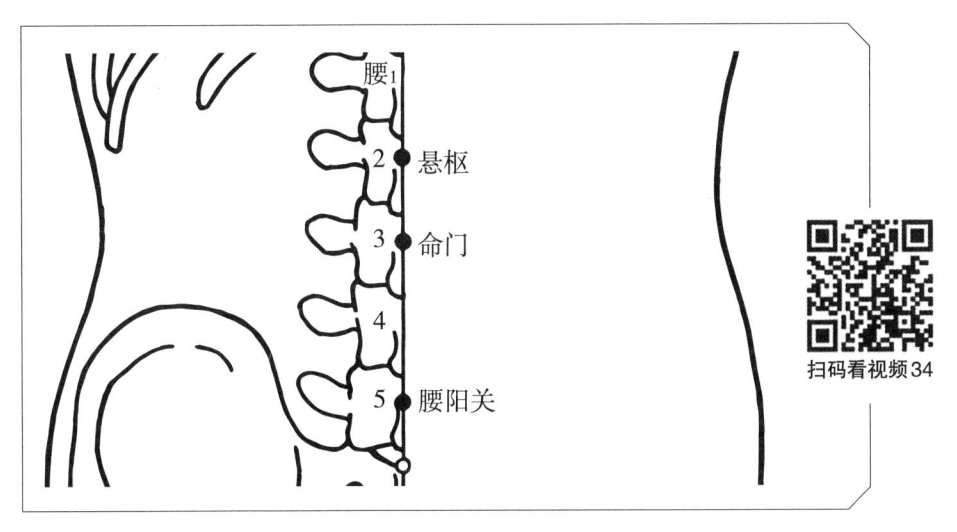

图40　腰背部腧穴1

【主治】腰脊强痛，腹痛，泄泻，食积，水谷不化等。

命门（督脉）

【定位与取穴】俯卧取穴。在第二腰椎下凹陷中。直立时与肚脐相对（图40，视频34）。

【穴名释义】命，生命；门，门户。此穴在两肾之间，为精气之海，生命之门，故名命门。

【刺灸法】直刺5～8分；灸10～20分钟。

【功能】温肾壮阳。

【主治】遗精，阳痿，水肿，遗尿，耳鸣，头痛，腰脊强痛，神经衰弱，月经不调，赤白带下，痛经，手足冷痹，下肢麻痹等。

【按语】命门有培补肾阳的功能，是治疗命门火衰之腰膝冷痛、阳痿、遗精等症的常用穴。配肾俞、关元俞、上髎、次髎治疗腰脊强痛和遗精、阳痿。

腰阳关(督脉)

【定位与取穴】俯卧取穴。在第四腰椎下凹陷中,约与髂嵴平齐(图40,视频34)。

【穴名释义】腰,腰背;阳,背为阳;关,关界。此穴在第四腰椎下,其阳气通腹部关元而为阴阳交关之处,故名腰阳关。

【刺灸法】直刺5~8分;灸5~10分钟。

【功能】壮腰补肾,舒筋利节。

【主治】遗精,阳痿,腰骶强痛,月经不调,赤白带下,下肢麻痹等。

【按语】腰阳关功可补肾祛寒。配关元俞、上髎、关元、三阴交治疗遗精、阳痿,赤白带下。

三焦俞(足太阳膀胱经)

【定位与取穴】俯伏或俯卧取穴。在第一腰椎下,督脉悬枢旁1.5寸(图41,视频35)。

【穴名释义】三焦,三焦腑;俞,同输。此穴内应三焦,是三焦之气转输之处,故名三焦俞。

【刺灸法】向下斜刺3~5分;灸5~10分钟。

【功能】温阳化气,通调水道。

【主治】腹胀,呕吐,泄痢,水肿,消化不良,腰背酸痛等。

【按语】三焦俞系三焦在背之俞穴。此穴统管三焦之火,有通调水道之功,故凡三焦寒凝、水湿内停皆可取用,有温阳化气,行水利湿之功。配脾俞、胃俞、中脘治疗消化不良。配肾俞、水分、水道、中极、阴陵泉、复溜治疗水肿。

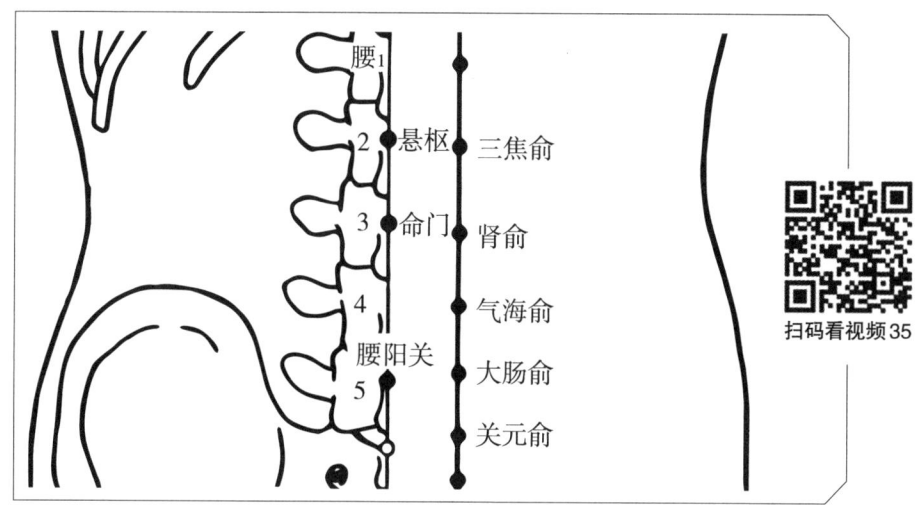

图41 腰背部腧穴2

肾俞（足太阳膀胱经）

【定位与取穴】俯伏或俯卧取穴。在第二腰椎下，督脉命门旁1.5寸（图41，视频35）。

【穴名释义】肾，肾脏；俞，同输。此穴内应肾脏，是肾气转输之处，故名肾俞。

【刺灸法】直刺5~8分；灸10~20分钟。

【功能】益肾固精，清热利湿。

【主治】阳痿，遗精，遗尿，尿血，尿闭，水肿，耳鸣，目昏，腰背酸痛，肾炎，神经衰弱，视网膜出血，视神经萎缩，赤白带下，月经不调，盆腔炎，下肢麻痹等。

【按语】肾俞系肾在背之俞穴，有滋阴补肾之功。泌尿生殖系统疾病多用此穴。配关元俞、关元、三阴交治疗遗尿、遗精、阳痿等症。配内关、中脘、水分、气海、阴陵泉、足三里、复溜治疗肾炎。

气海俞（足太阳膀胱经）

【定位与取穴】俯伏或俯卧取穴。在第三腰椎下，督脉旁1.5寸（图41，视频35）。

【穴名释义】气海，原气之海；俞，同输。此穴与脐下气海相对，有输调元气之功，故名气海俞。

【刺灸法】直刺5～8分；灸10～20分钟。

【功能】培补元气。

【主治】下焦虚寒，腰酸腿软，阳痿，遗精，腹胀，便秘，腰背强痛，崩漏，带下，下肢瘫痪等。

大肠俞（足太阳膀胱经）

【定位与取穴】俯伏或俯卧取穴。在第四腰椎下，督脉阳关旁1.5寸。约与髂嵴平齐（图41，视频35）。

【穴名释义】大肠，大肠腑；俞，同物。此穴内应大肠，是大肠之气转输之处，故名大肠俞。

【刺灸法】直刺1～1.5寸；灸10～20分钟。

【功能】通调大肠。

【主治】腹痛，便秘，泄泻，痢疾，肠痈，痔漏，腰背酸痛，坐骨神经痛，肠炎等。

【按语】大肠俞系大肠在背之俞穴，有调理大肠气机的作用，可用于燥热伤津、大便秘结；或水湿偏渗、大便溏泄等症。配中脘、天枢、气海、足三里治疗痢疾、肠炎。配支沟、次髎、天枢、照海治疗便秘。

关元俞（足太阳膀胱经）

【定位与取穴】俯卧或俯伏取穴。在第五腰椎下，督脉旁1.5寸。

骶髂关节上缘凹陷中（图41，视频35）。

【穴名释义】关元，元气之机关；俞，同输。此穴与脐下关元相对，有输调元气之功，故名关元俞。

【刺灸法】直刺1～1.5寸；灸10～20分钟。

【功能】温肾壮阳。

【主治】腹痛，泄泻，遗精，遗尿，尿闭，腰腿酸痛，坐骨神经痛，赤白带下，癥瘕，月经不调，盆腔炎，下肢麻痹等。

【按语】关元俞有统理下焦气血的功能，尤可调补丹田元气。凡下焦虚寒诸症，皆可选用此穴。配肾俞、上髎、关元治疗少腹寒痛。配秩边、环跳、承扶、委中、承山治疗腰膝冷痛、下肢酸软和坐骨神经痛。

肓门（足太阳膀胱经）

【定位与取穴】俯卧取穴。在第一腰椎下，督脉悬枢旁3寸（图42，视频36）。

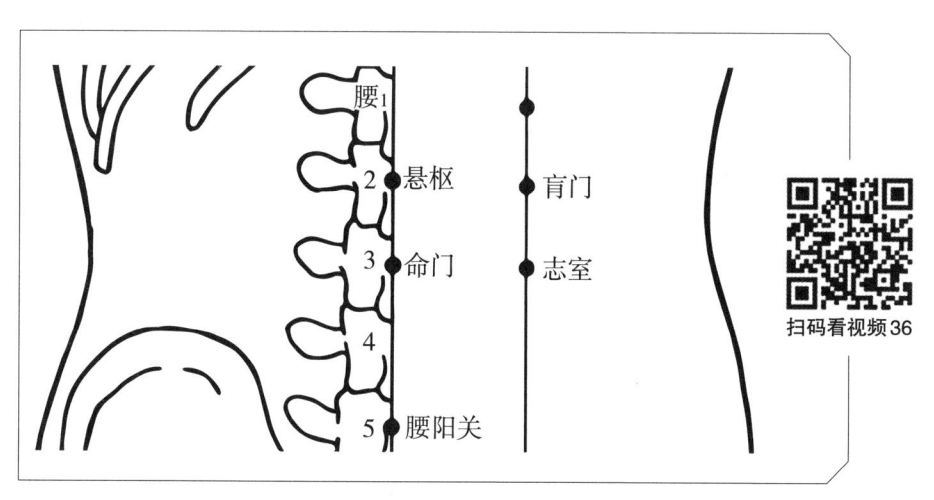

图42 腰背部腧穴3

【穴名释义】肓，膜也；门，门户。此穴内应三焦，上有膏肓、下有胞肓、前有肓俞，是三焦之气通向诸肓之门，故名肓门。

【刺灸法】向下斜刺5～8分；灸5～10分钟。

【功能】通调肠胃，化滞消痞。

【主治】胃痛，痞块，食积，腹胀，便秘，消化不良等。

志室（足太阳膀胱经）

【定位与取穴】俯卧取穴。在第二腰椎下，督脉命门旁3寸（图42，视频36）。

【穴名释义】志，肾藏志；室，居处。此穴内应肾脏，是肾之精气储藏之室，故名志室。

【刺灸法】直刺3～5分；灸5～10分钟。

【功能】补肾培元。

【主治】阳痿，遗精，小便淋沥，阴肿，阴痛，水肿，腹胀，遗尿，尿闭，腰背强痛，腰肌劳损，肾炎等。

【按语】志室功同肾俞，长于壮腰补肾。配肾俞、关元俞、腰眼、阿是穴治疗腰肌劳损。

3.尾骶部腧穴

腰俞（督脉）

【定位与取穴】俯卧取穴。在第四骶骨下（屁股沟上边）凹陷中（图43，视频37）。

【穴名释义】腰，腰背；俞，同输。此穴在骶骨下，是腰背部经气输注之处，故名腰俞。

【刺灸法】直刺5～8分；灸5～10分钟。

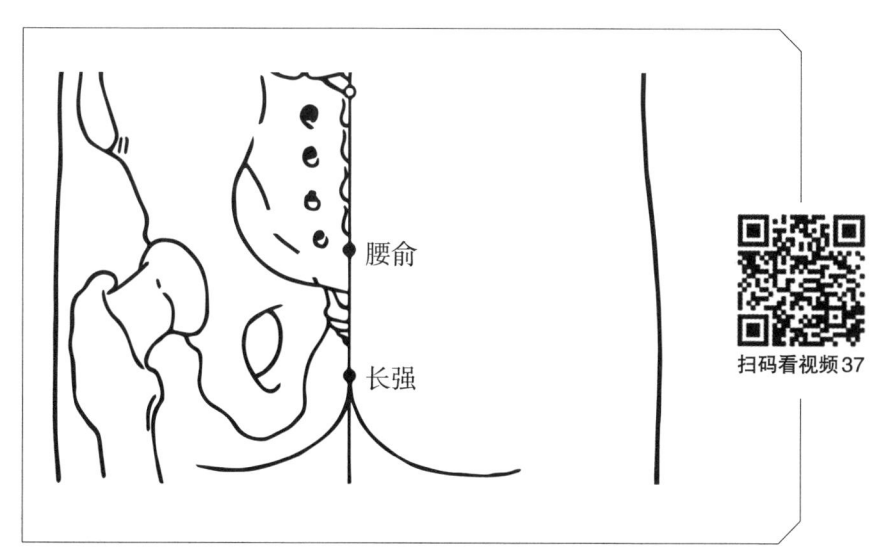

图43 尾骶部腧穴1

【功能】培补下焦，清热利湿。

【主治】泄泻，痢疾，脱肛，痔疮，遗尿，遗精，腰骶强痛，月经不调，下肢瘫痪等。

长强（督脉）

【定位与取穴】俯卧取穴。在尾骨与肛门之间（图43，视频37）。

【穴名释义】长，端长；强，强盛。此穴在尾骨下，督脉为诸阳之会，脉长而气盛，故名长强。

【刺灸法】向上直刺5～8分；灸5～10分钟。

【功能】培补下焦，清热利湿。

【主治】痔疮，泄泻，痢疾，脱肛，便血，阳痿，遗精，癫痫，惊风，腰骶强痛，阴部瘙痒，阴囊湿疹，子宫脱垂等。

【按语】长强系督脉、足少阴肾经和足少阳胆经之会穴。督脉之络穴，别走任脉。配天枢、气海、会阳治疗里急后重。

小肠俞（足太阳膀胱经）

【定位与取穴】俯卧取穴。在第一骶椎下，督脉旁1.5寸（图44，视频38）。

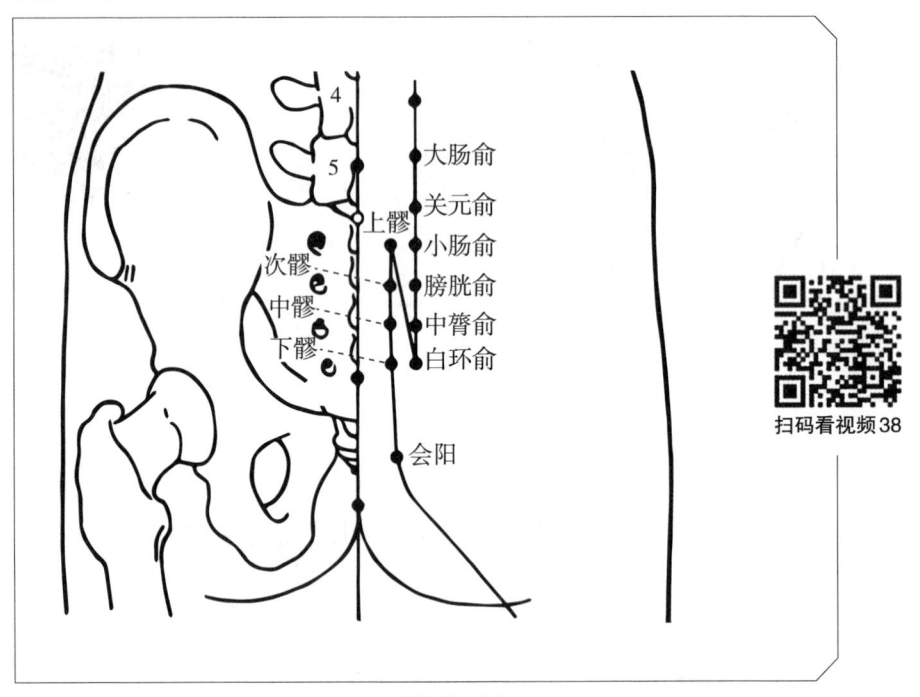

图44　尾骶部腧穴2

【刺灸法】小肠，小肠腑；俞，转输。此穴内应小肠，是小肠之气转输之处，故名小肠俞。

【刺灸法】直刺1～1.5寸；灸10～20分钟。

【功能】清热利湿。

【主治】小腹胀痛，小便淋沥，遗尿，尿闭，遗精，消渴，痢疾，赤白带下，盆腔炎等。

【按语】小肠俞系小肠在背之俞穴，有调理小肠、分清降浊的作用。配关元、中极、三阴交、复溜治疗尿浊、尿赤、遗尿、尿闭、茎中痛等症。

膀胱俞（足太阳膀胱经）

【定位与取穴】俯卧取穴。在第二腰椎下，督脉旁1.5寸，骶髂关节下缘凹陷中（图44，视频38）。

【穴名释义】膀胱，膀胱腑；俞，转输。此穴内应膀胱，是膀胱之气转输之处，故名膀胱俞。

【刺灸法】直刺1~1.5寸；灸10~20分钟。

【功能】疏调膀胱，清热化湿。

【主治】尿赤，遗尿，小便不利，遗精，阳痿，泄泻，便秘，会阴部湿痒、肿痛，腰脊酸痛，坐骨神经痛，下肢麻痹等。

【按语】膀胱俞系膀胱在背之俞穴。凡由寒热诸因致成膀胱气化失司，症见小便不利、癃闭、频数、失禁，湿热下注之阴部瘙痒、肿痛、肾气虚弱之遗精、阳痿等症，皆可取本穴治疗。配关元、中极、三阴交治疗遗尿、尿闭、阳痿、遗精等症。配肾俞、关元俞、腰眼、阿是穴治疗腰肌劳损，加配环跳、委中、承山治疗坐骨神经痛、下肢麻痹、瘫痪等。

中膂俞（足太阳膀胱经）

【定位与取穴】俯卧取穴。在第三骶椎下，督脉旁1.5寸（图44，视频38）。

【穴名释义】中膂，脊背中隆起之肌肉；俞，转输。此穴在骶部、脊椎两旁隆起的肌肉之中，有输调腰膂及下焦经气之功能，故名中膂俞。

【刺灸法】直刺1~1.5寸；灸10~20分钟。

【功能】清利下焦。

【主治】腹痛，泄痢，腰脊强痛，腿痛、麻痹等。

白环俞（足太阳膀胱经）

【定位与取穴】俯卧取穴。在第四骶椎下，督脉腰俞旁1.5寸凹陷中（图44，视频38）。

【穴名释义】白环，白色玉环；俞，转输。此穴在臀部脊椎两旁白肉处，经脉由此回绕如环，上至上髎，有输调白浊、白带之功，故名白环俞。

【刺灸法】直刺1～1.5寸；灸10～20分钟。

【功能】疏调下焦。

【主治】遗精，疝气，二便不利，腰背酸痛，月经不调，下肢麻痹等。

上髎（足太阳膀胱经）

【定位与取穴】俯卧取穴。在督脉和小肠俞之间，第一骶骨孔凹陷中（图44，视频38）。

【穴名释义】上，上端；髎，同窌，骨之空隙。骶骨左右各四孔，此穴在上，故名上髎。

【刺灸法】直刺1～1.5寸；灸10～20分钟。

【功能】壮腰补肾，清热利湿。

【主治】二便不利，阳痿，遗精，腰腿酸痛，阴门瘙痒，月经不调，赤白带下，子宫脱垂，盆腔炎，下肢麻痹等。

【按语】上髎系足太阳膀胱经和足少阳胆经之会穴。与次髎、中髎、下髎合称八髎穴，是治疗妇科和二阴疾患、腰痛的常用穴。配关元俞、次髎、中髎、下髎、关元、三阴交治疗遗精、阳痿、盆腔炎，加配中脘治疗子宫脱垂。

次髎（足太阳膀胱经）

【定位与取穴】俯卧取穴。在督脉和膀胱俞之间，第二骶骨孔凹陷中（图44，视频38）。

【穴名释义】次，次位，髎，同窌，骨之空隙。此穴在骶骨第二孔中，故名次髎。

【刺灸法】直刺1～1.5寸；灸10～20分钟。

【功能】壮腰补肾，清热利湿。

【主治】二便不利，肠鸣，泄泻，遗精，阳痿，疝气，腰背酸痛，月经不调，带下，经痛，下肢麻痹等。

中髎（足太阳膀胱经）

【定位与取穴】俯卧取穴。在督脉和中膂俞之间，第三骶骨孔凹陷中（图44，视频38）。

【穴名释义】中，中间；髎，同窌，骨之空隙。此穴在骶骨第三孔中，故名中髎。

【刺灸法】直刺1～1.5寸；灸10～20分钟。

【功能】壮腰补肾，清热利湿。

【主治】二便不利，腹胀，痢疾，泄泻，遗精，阳痿，腰腿酸痛，赤白带下，月经不调，下肢麻痹等。

【按语】中髎系足太阳膀胱经和足少阳胆经之会穴。配关元俞、上髎、次髎、归来、三阴交治疗月经不调和赤白带下。

下髎（足太阳膀胱经）

【定位与取穴】俯卧取穴。在督脉腰俞和白环俞之间，第四骶骨孔凹陷中（图44，视频38）。

【穴名释义】下，下端；髎，同窌，骨之空隙。此穴在骶骨第四孔为下，故名下髎。

【刺灸法】直刺1~1.5寸；灸10~20分钟。

【功能】壮腰补肾，清热利湿。

【主治】小腹胀痛，二便不利，肠鸣，泄痢，腰腿酸痛，赤白带下，痛经，盆腔炎，下肢麻痹等。

会阳（足太阳膀胱经）

【定位与取穴】俯卧取穴。在尾骨尖旁约5分凹陷中（图44，视频38）。

【穴名释义】会，交会；阳，阳经。此穴在尾骨两旁，足太阳经与督脉交会之处，故名会阳。

【刺灸法】向上直刺1~1.5寸；灸10~20分钟。

【功能】壮腰补肾，清热利湿。

【主治】泄痢，脱肛，痔漏，便血，阴部汗湿瘙痒，带下等。

胞肓（足太阳膀胱经）

【定位与取穴】俯卧取穴。在第二骶椎下，督脉旁3寸凹陷中（图45，视频39）。

【穴名释义】胞，膀胱；肓，膜也。此穴内应膀胱，是膀胱之气转输之处，故名胞肓。

【刺灸法】直刺1~2寸；灸5~10分钟。

【功能】疏调下焦。

【主治】腹胀，阴肿，遗尿，二便不利，腰脊强痛，坐骨神经痛，下肢麻痹等。

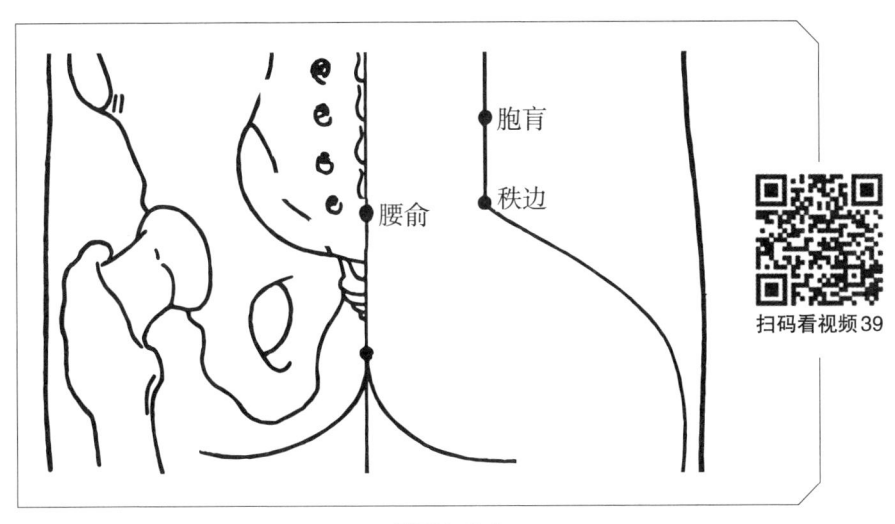

图45　尾骶部腧穴3

秩边（足太阳膀胱经）

【定位与取穴】俯卧取穴。在第四骶椎下，督脉腰俞旁3寸（图45，视频39）。

【穴名释义】秩，秩序；边，边际。此穴在背部膀胱经，依次序排列到最下边际之处，故名秩边。

【刺灸法】直刺1～3寸；灸10～20分钟。

【功能】壮腰补肾，疏通经络。

【主治】腰脊酸痛，二便不利，坐骨神经痛，下肢瘫痪等。

【按语】秩边有疏经通络之功。配关元俞、胞肓、环跳、承扶、委中、承山治疗坐骨神经痛和下肢麻痹。

（四）肩胛部腧穴

肩髃（手阳明大肠经）

【定位与取穴】正坐将胳膊举与肩平取穴。在肩头前面正中凹陷中（图46，视频40）。

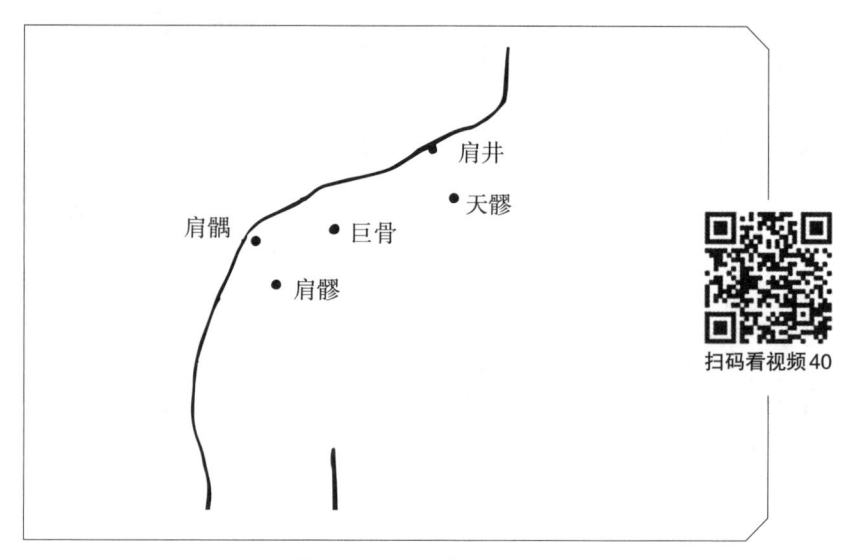

图46　肩胛部腧穴1

【穴名释义】肩，肩骨；髃，髃骨。举臂此穴在肩前两骨间凹陷中，故名肩髃。

【刺灸法】向腋窝直刺1～2寸；灸5～10分钟。

【功能】理气化痰，舒筋利节。

【主治】颈项强痛，瘰疬，瘿气，麻痹，半身不遂，瘫痪，肩关节周围炎，肩臂酸痛，手臂拘急等。

【按语】肩髃系手阳明大肠经和阳跷脉之会穴，能治疗本经病症和上肢挛痛及瘫痪。配肩髎、臑会、条口治疗肩关节周围炎。配曲池、外关、合谷、环跳、阳陵泉、悬钟治疗偏瘫。

巨骨（手阳明大肠经）

【定位与取穴】正坐垂肩取穴。在肩头之上，锁骨肩峰与肩胛冈之间的凹陷中（图46，视频40）。

【穴名释义】巨，形似巨字；骨，锁骨，谓之巨骨。此穴在肩上两叉骨间，似"巨"字形的凹陷中，故名巨骨。

【刺灸法】直刺5～8分；灸5～10分钟。

【功能】宽胸理气，疏经利节。

【主治】胸中满闷，瘰疬，瘿气，半身不遂，屈伸困难，颈项强痛，肩臂酸痛等。

【按语】巨骨系手阳明大肠经和阳跷脉之会穴。配风池、悬钟治疗颈项强痛。

肩贞（手太阳小肠经）

【定位与取穴】垂臂取穴。在腋窝后面竖纹头上约1寸凹陷中（图47，视频40）。

【穴名释义】肩，肩胛；贞，正也。此穴在肩胛外，腋窝后缘竖纹正中，为操作努力之本，故名肩贞。

【刺灸法】直刺1～2寸；灸5～10分钟。

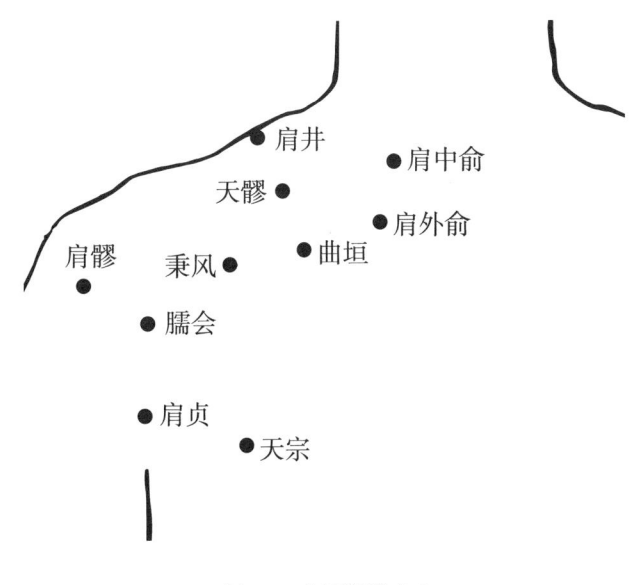

图47 肩胛部腧穴2

【功能】舒筋利节。

【主治】肩胛酸痛，上肢肿痛、麻痹、瘫痪等。

臑会（手少阳三焦经）

【定位与取穴】垂臂取穴。在肩髎下约3寸，三角肌后缘，与腋后纹头平齐（图47，视频40）。

【穴名释义】臑，肩膊下之䐃肉；会，交会。此穴在臑部，是三焦经与阳维脉之会，故名臑会。

【刺灸法】直刺1～1.5寸；灸3～5分钟。

【功能】疏经活络。

【主治】项强，瘿气，肩背痛，臂肿痛、无力、瘫痪等。

【按语】臑会配天宗、肩髎、肩髃治疗肩关节周围炎。

天宗（手太阳小肠经）

【定位与取穴】正坐垂臂取穴。在腋窝后面竖纹头下端向内约四横指，大筋外凹陷中，约与第五胸椎平齐（图47，视频40）。

【穴名释义】天宗，日月星也。《书·尧典》载："禋于六宗。"疏："六宗者，天宗三，日月星也；地宗三，江河岱也。"此穴在肩胛骨中央，与曲垣、秉风诸穴排列有天宗之象，故名天宗。

【刺灸法】向内斜刺3～5分；灸5～10分钟。

【功能】舒筋利节。

【主治】肩胛酸痛，上肢肿痛、麻痹、瘫痪等。

【按语】天宗和秉风均能治疗肩胛酸痛。天宗的感应相当强烈，能穿过肩胛传到手指，故能治疗臂痛和麻痹。配臑俞、肩髃、臑会、曲池治疗臂丛神经损伤。

秉风（手太阳小肠经）

【定位与取穴】垂臂取穴。在天宗直上，肩胛冈上缘凹陷中（图47，视频40）。

【穴名释义】秉，主持；风，风邪。此穴在肩胛骨上缘，有主治诸风病的功能，故名秉风。

【刺灸法】向前斜刺0.5~1寸；灸3~5分钟。

【功能】舒筋利节。

【主治】颈项强痛，麻痹，肩胛酸痛，臂痛等。

【按语】秉风系手三阳经和足少阳胆经之会穴，主要治疗肩胛部的疼痛。配肩井、臑俞、肩髃治疗肩胛部肿痛。

曲垣（手太阳小肠经）

【定位与取穴】垂臂取穴。在胆经肩井后下方约2寸，肩胛骨上凹陷中（图47，视频40）。

【穴名释义】曲，弯曲；垣，矮墙。此穴在肩中央曲胛陷中，四旁骨起如垣，故名曲垣。

【刺灸法】向前斜刺5~8分；灸3~5分钟。

【功能】舒筋利节。

【主治】肩胛酸痛，肩臂拘急，臂痛、麻痹等。

肩外俞（手太阳小肠经）

【定位与取穴】正坐伏俯取穴。在督脉陶道旁3寸，肩胛骨边缘（图47，视频40）。

【穴名释义】肩，肩胛；外俞，外缘腧穴。此穴在肩胛骨外缘，去脊3寸，故名肩外俞。

【刺灸法】向下斜刺3～5分；灸3～5分钟。

【功能】疏经活络。

【主治】颈项强痛，肩背酸痛，肘臂冷痛等。

肩中俞（手太阳小肠经）

【定位与取穴】正坐伏俯取穴。在督脉大椎旁2寸凹陷中（图47，视频40）。

【穴名释义】肩，肩胛；中俞，中间腧穴。此穴去脊2寸，在肩胛骨外缘与督脉之间，故名肩中俞。

【刺灸法】向下斜刺3～5分；灸5～10分钟。

【功能】宣肺解表，疏经活络。

【主治】咳嗽，哮喘，吐血，感冒，目视不明，肩臂酸痛等。

肩髎（手少阳三焦经）

【定位与取穴】举臂取穴。在大肠经肩髃后外方约1寸凹陷中（图47，视频40）。

【穴名释义】肩，肩膊；髎，同窌，骨之空隙。此穴在肩外端空隙处，故名肩髎。

【刺灸法】直刺1～1.5寸；灸3～5分钟。

【功能】疏经利节。

【主治】肩关节炎，臂痛不得举，中风，瘫痪等。

【按语】肩髎有祛风通络的作用。配肩髃、曲池、外关治疗上肢疼痛和麻痹。

肩井（足少阳胆经）

【定位与取穴】正坐垂臂取穴。在肩膀头与督脉大椎之间，两筋中央凹陷中（图47，视频40）。

【穴名释义】肩，肩胛；井，水井。此穴在肩部正中似井的凹陷处，故名肩井。

【刺灸法】向前斜刺5～8分；灸3～5分钟。

【功能】理气降痰，疏经活络。

【主治】中风不语，颈项强痛，落枕，肩背酸痛，上肢酸痛，瘫痪，胸满，瘰疬，肩关节周围炎，滞产，难产，胎衣不下，乳痈等。

【按语】肩井系足少阳胆经、手少阳三焦经、足阳明胃经和阳维脉之会穴，有疏通经络、行瘀降痰的作用。配肩髎、肩髃、天宗、臑会治疗肩关节周围炎。配百会、风府、风池、人中、合谷、中冲治疗中风不语。

天髎（手少阳三焦经）

【定位与取穴】垂臂取穴。在胆经肩井后下方约1寸凹陷中（图47，视频40）。

【穴名释义】天，高上为天；髎，同窌，骨之空隙，此穴在肩胛上方空隙处，故名天髎。

【刺灸法】向前斜刺5～8分或透肩井；灸3～5分钟。

【功能】疏经利节。

【主治】颈项强痛，胸中烦满，肩臂酸痛等。

【按语】天髎系手少阳三焦经、足少阳胆经和阳维脉之会穴，作用同肩髎。配肩井、风门、膈俞治疗肩背痛。

第三章

上肢部腧穴

一、经脉循行

（一）上肢内侧经脉循行

1.**手太阴肺经**：分布在上肢内侧前缘，由肩前下行，经过肱二头肌桡侧、肘窝肱二头肌腱桡侧、前臂内侧前缘，进入寸口，沿手鱼边缘，止于拇指桡侧端。（图48，视频41）

2.**手少阴心经**：分布在上肢内侧后缘，由腋窝正中下行，经过肱二头肌尺侧、肘横纹内侧端、前臂内侧后缘，进入掌心，止于小指桡

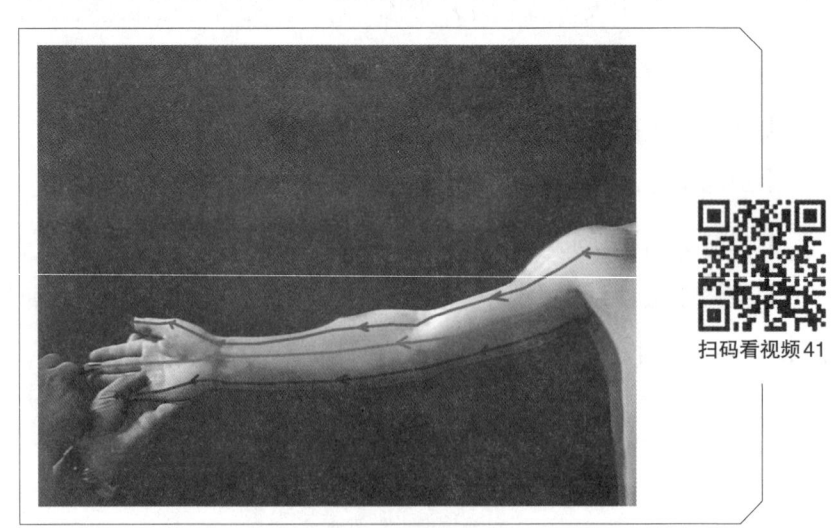

图48　上肢内侧经脉循行

扫码看视频41

侧端。(图48,视频41)

3.**手厥阴心包经**：分布在上肢内侧中间，由肩前下行，经过上臂手太阴和手少阴经之间、肘窝肱二头肌腱尺侧、前臂掌长肌腱与桡侧腕屈肌腱之间，进入掌心，至中指末端。(图48,视频41)

(二)上肢外侧经脉循行

1.**手阳明大肠经**：分布在上肢外侧前缘，起于食指桡侧端，经过第一、第二掌骨之间，进入拇长伸肌腱和拇短伸肌腱之间的凹陷中，沿前臂外侧前缘，肘关节外侧，上臂外侧前缘，至肩峰前。(图49,视频42)

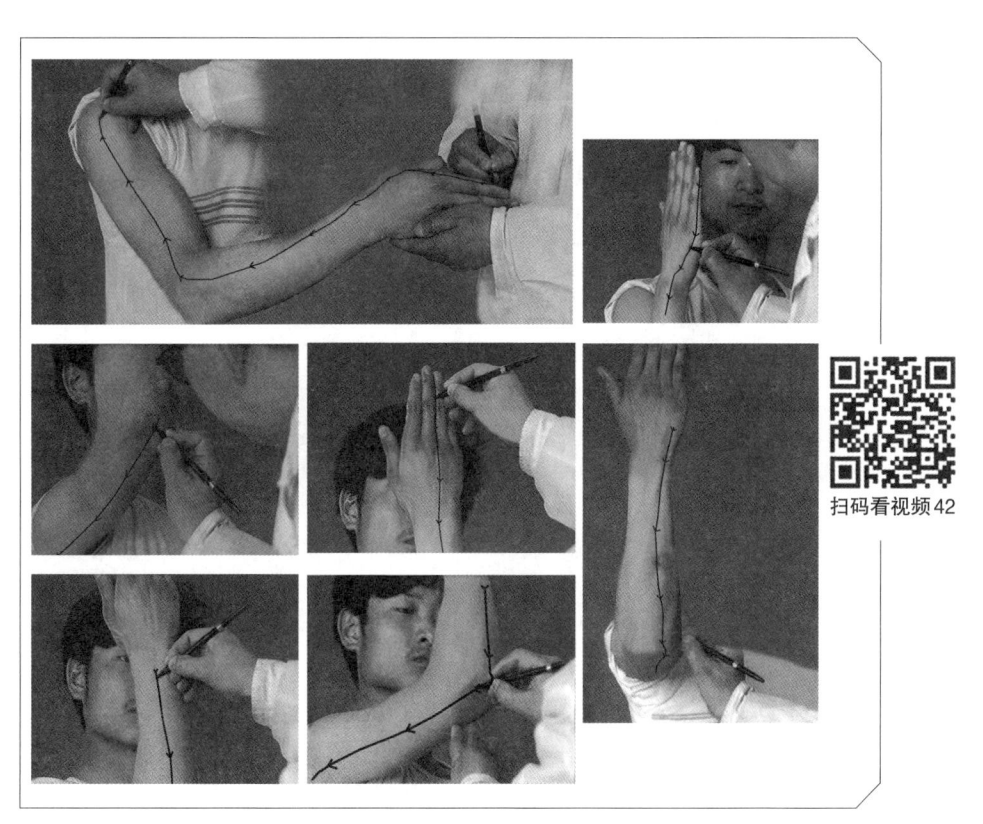

图49 上肢外侧经脉循行

2.手太阳小肠经：分布在上肢外侧后缘，起于小指尺侧端，经过手背外侧赤白肉际，前臂后缘，肘内侧尺骨鹰嘴和肱骨内上髁之间，上臂外侧后缘，至肩关节后方。(图49，视频42)

3.手少阳三焦经：分布在上肢外侧中间，起于无名指尺侧端，腕背，前臂外侧桡骨和尺骨之间，肘尖，上臂外侧中间，至肩峰后缘。(图49，视频42)

二、腧穴

（一）上肢内侧腧穴

天府（手太阴肺经）

【定位与取穴】垂臂或举臂取穴。在上臂内侧，腋前纹头下3寸筋骨间，垂臂与乳头平齐（图50，视频43）。

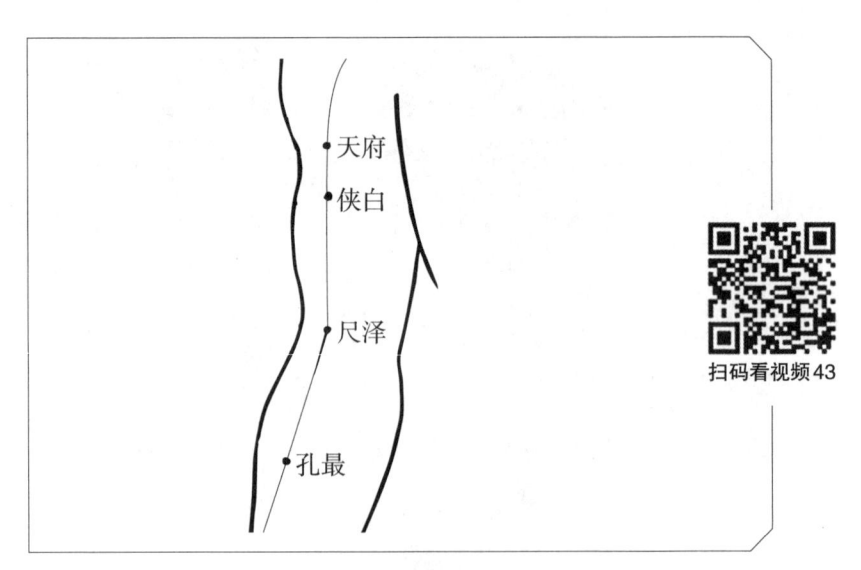

图50　上肢内侧腧穴1

【穴名释义】天，高上为天；府，府库。"天食人以五气"，此穴为肺气聚会与输布之处，故名天府。

【刺灸法】直刺5～8分。

【功能】调理肺气，清热凉血。

【主治】咳嗽，哮喘，吐血，鼻衄，喉肿，精神疾病，肩臂痛等。

侠白（手太阴肺经）

【定位与取穴】垂臂取穴。在天府下1寸筋骨间（图50，视频43）。

【穴名释义】侠，同夹；白，肺色白。两臂下垂，此穴夹在肺脏两旁白肉间，故名侠白。

【刺灸法】直刺5～8分；灸5～10分钟。

【功能】调理肺气。

【主治】胸痛，胸中烦满，咳嗽，气短，心悸，心痛等。

【按语】侠白系手太阴肺经之经别，散于胸中，故可治疗胸痛、胸中烦满、心悸、心痛等症。配心俞、膈俞、内关治疗心脏病。

尺泽（手太阴肺经）

【定位与取穴】取穴法有如下三种（图50，视频43）：

①屈肘拱手，在大肠经曲池内1寸横纹端。

②屈肘仰掌，在肘窝横纹中央，大筋（肱二头肌腱）外侧凹陷中。

③伸臂使肘窝静脉暴露，用于三棱针放血。

【穴名释义】尺，从此处至寸口为一尺；泽，湖泽。此穴在屈肘肘横纹似湖的凹陷中，故名尺泽。

【刺灸法】直刺1～1.5寸；灸5～10分钟。

【功能】调理肺气，清热和中。

【主治】胸胁胀满，咳嗽，哮喘，咯血，鼻衄，咽喉肿痛，腹痛，吐泻，小儿惊风，上肢瘫痪，肘臂挛痛等。

【按语】尺泽系肺经之合穴。上述三种不同取穴法，治疗作用有别。第一种取穴法，常配肩髃、列缺、三间治疗上肢瘫痪和肘臂痛。第二种取穴法，常配膻中、定喘治疗胸满、哮喘。第三种取穴法，属点刺放血，常配少商、合谷治疗咽喉肿痛。配委中治疗急性腹痛，吐泻等。

孔最（手太阴肺经）

【定位与取穴】伸肘握拳取穴。在前臂掌面桡侧，太渊上7寸凹陷中，伸肘虎口向上握拳时凹陷最明显，并且有压痛（图50，视频43）。

【穴名释义】孔，孔隙；最，甚大也。掌心向上握拳，此穴在腕上7寸最大的凹陷处，故名孔最。

【刺灸法】直刺1～1.5寸；灸5～10分钟。

【功能】调理肺气，清热利咽。

【主治】咳嗽，咯血，咽喉肿痛，身热无汗，肺炎，肘臂冷痛等。

【按语】孔最系肺经之郄穴。配肺俞、风门、大椎治疗肺炎、发热；加配合谷治疗高热、无汗。前人配膈俞、肺俞、曲池等穴治咳血。日本人泽田健谓孔最是灸治痔疮的名穴。

列缺（手太阴肺经）

【定位与取穴】取穴法有以下两种（图51，视频43）：

①两手虎口交叉，食指尖端到达的凹陷即是。

②手虎口向上，在大肠经阳溪后1.5寸（两横指）凹陷中。

【穴名释义】列，排列；缺，缺陷。此穴在腕上寸半，肺经经气运行到此裂缝、缺陷之处，故名列缺。

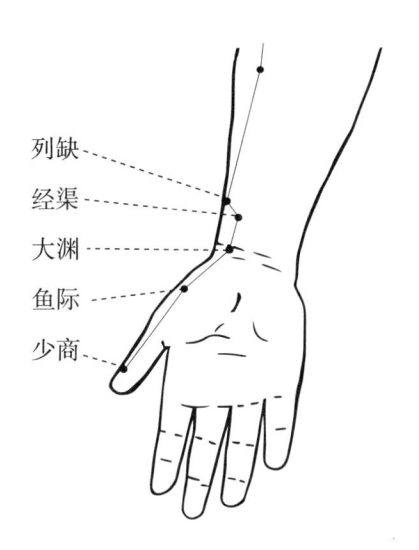

图51　上肢内侧腧穴2

【刺灸法】向前、后斜刺5～8分；灸5～10分钟。

【功能】调理肺气，疏通经络。

【主治】咳嗽，哮喘，头痛，颈项强痛，压痛，咽喉肿痛，口眼㖞斜，腕部腱鞘炎，腕痛、无力，上肢瘫痪等。

【按语】列缺系肺经之经穴，别走手阳明大肠经，又是八脉交会穴之一，通任脉。历代针灸家对该穴的临床应用，积累了丰富的经验，将它列入四总要穴。该穴除能治疗本经的咳喘等症外，长于治疗外感引起的偏正头痛、颈项强痛、口眼㖞斜等症。配合谷、鱼际、少商治疗咽喉肿痛，气逆咳喘。配照海治疗肾阴虚损之咽喉干痛。

经渠（手太阴肺经）

【定位与取穴】仰掌避开动脉取穴。在太渊后1寸，桡动脉桡侧凹陷中（图51，视频43）。

【穴名释义】经，经气；渠，水沟。肺经经气像水在此穴处流注，故名经渠。

【刺灸法】直刺2~5分。

【功能】调理肺气。

【主治】咳嗽、哮喘、咽喉肿痛、腕痛、无力等。

【按语】经渠系肺经之经穴。配合谷、少商治疗咽喉肿痛。

太渊（手太阴肺经）

【定位与取穴】仰掌避开动脉取穴。在手腕掌面桡侧横纹上，桡动脉桡侧凹陷中（图51，视频43）。

【穴名释义】太，大之甚；渊，深潭。肺经经气运行聚集到此穴，为凹陷最深之处，故名太渊。

【刺灸法】直刺2~5分；灸1~3分钟。

【功能】调理肺气，止咳化痰。

【主治】胸满、咳嗽、哮喘、肺痨咳血、无脉症等。

【按语】太渊系肺经之输穴、原穴，八会穴中之脉会，常用于治疗咳喘、无脉症等。配内关、神门治疗胸痛、心痛、心悸。

鱼际（手太阴肺经）

【定位与取穴】仰掌取穴。在拇指掌指关节后内侧，太渊前1寸赤白肉际凹陷中（图51，视频43）。

【穴名释义】鱼，鱼际肌；际，边际。此穴在拇指本节后赤白肉际，故名鱼际。

【刺灸法】直刺5~8分；灸3~5分钟。

【功能】调理肺气，清热利咽。

【主治】咳嗽吐血，身热，头痛，咽喉肿痛，肺炎，乳房肿痛，肘痛，指挛等。

【按语】鱼际系肺经之荥穴，多用于外感风寒引起的头痛、身热、咳喘等症。配少泽、乳根、足三里治疗乳房肿痛。配少商、肺俞、中府治疗肺炎。

少商（手太阴肺经）

【定位与取穴】伸指取穴。在拇指内侧（桡侧）指甲角外约1分（图51，视频43）。

【穴名释义】少，幼小为少；商，肺属金，在五音为商。此穴为肺经脉气初出之井，故名少商。

【刺灸法】斜刺1～2分或点刺出血。

【功能】清肺利咽，清热醒神。

【主治】中风，中暑，昏迷，休克，癔病，癫狂，伤风，发热，咽喉肿痛，鼻衄，腮肿，乳蛾，手指挛痛等。

【按语】少商系肺经之井穴，是治疗中风、晕厥、昏迷、休克的重要急救穴之一。因有清肺利咽的功能，用点刺出血的方法配十宣、翳风治疗乳蛾、发热、咽肿、喉闭等症，加配人中治疗中暑昏迷。

极泉（手少阴心经）

【定位与取穴】举臂手掌向内避开动脉取穴。在腋窝正中，两筋间凹陷中（图52，视频44）。

【穴名释义】极，尽处，高也；泉，水之源。此穴在心经最高处，气血由此流出，故名极泉。

【刺灸法】直刺3～5分。

【功能】行气活血。

【主治】心痛，胁痛，乳汁不足，臂肘冷痛等。

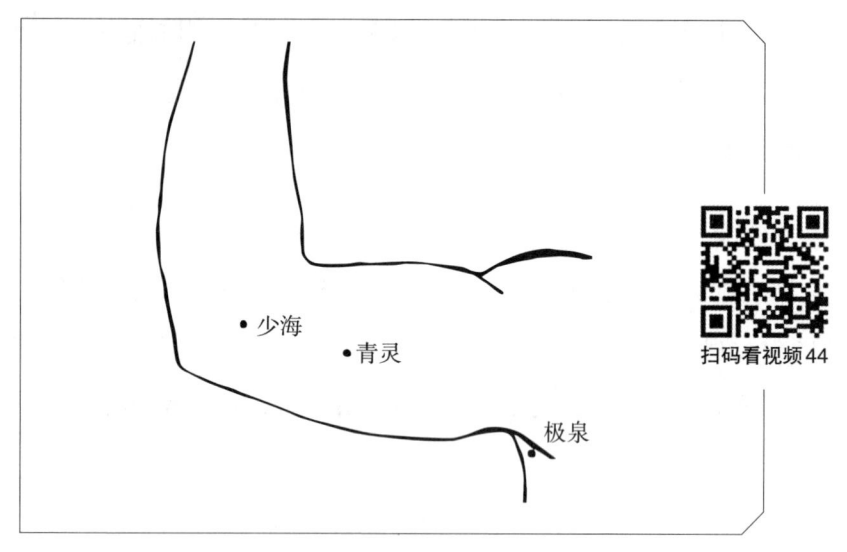

图52　上肢内侧腧穴3

青灵（手少阴心经）

【定位与取穴】伸肘仰掌或手掌按头取穴。在少海上3寸，大筋（肱二头肌）内侧沟中（图52，视频44）。

【穴名释义】青，少也，生发之象；灵，神灵。此穴属少阴经，是藏神通灵之处，故名青灵。

【刺灸法】直刺5~8分；灸3~5分钟。

【功能】行气活血。

【主治】头痛，胁痛，肩臂红肿、酸痛、麻痹等。

少海（手少阴心经）

【定位与取穴】屈肘成直角取穴。在肘关节内侧（尺侧）横纹头凹陷中（图52，视频44）。

【穴名释义】少，少阴；海，水归聚之处。此穴属手少阴之合水，经气似百川汇合入海之处，故名少海。

【刺灸法】直刺0.5～1寸；灸5～10分钟。

【功能】行气活血，化痰宁心。

【主治】头痛，目眩，健忘，癫痫，癔病，心痛，呕吐，瘰疬，腋下肿痛，手颤，肘挛，上肢不能抬举等。

【按语】少海系心经之合穴，可用于癫狂等症，手臂肘挛痛功能障碍也常选用此穴。近年来主要用于手颤动和瘰疬的治疗。配曲池、内关透外关、合谷治疗手臂震颤。配阿是穴、巨骨治疗颈淋巴结核。

神门（手少阴心经）

【定位与取穴】仰掌取穴。在手掌面尺侧第一道腕横纹的两筋间凹陷中（图53，视频44）。

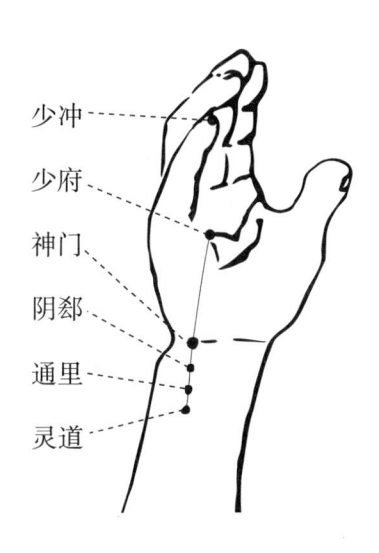

图53　上肢内侧腧穴4

【穴名释义】神，心藏神；门，门户。此穴属心经，为心神出入之门，故名神门。

【刺灸法】直刺3～5分；灸3～5分钟。

【功能】行气活血，宁心安神。

【主治】心痛，烦满，心悸，怔忡，健忘，失眠，无脉症，癔病，癫狂，吐血，惊风，神经衰弱等。

【按语】神门系心经之输穴、原穴，为治疗心血管、脑神经系统病症的常用穴。配内关、心俞、膻中、乳根治疗心绞痛、阵发性心动过速、心律不齐等症。配百会、印堂、风池、三阴交治疗神经衰弱。配人中、百会、合谷治疗癔病。

阴郄（手少阴心经）

【定位与取穴】伸肘仰掌取穴。在神门后5分，两筋间凹陷中（图53，视频44）。

【穴名释义】阴，少阴；郄，孔隙，裂缝。此穴属手少阴经之郄，故名阴郄。

【刺灸法】直刺5～8分；灸3～5分钟。

【功能】行气活血，养阴安神。

【主治】心痛，惊悸，心动过速，失眠，盗汗，干咳，吐血等。

【按语】阴郄系心经之郄穴，常用于阴虚盗汗、心悸失眠、午后烦热、干咳无痰等症。配百会、印堂、风池治疗神经衰弱。配百劳、肺俞、定喘治疗肺结核。

通里（手少阴心经）

【定位与取穴】伸肘仰掌取穴。在神门后1寸，两筋间凹陷中（图53，视频44）。

【穴名释义】通，通达；里，家乡邻里。此穴属心经之络，能通达表经，返还故里，故名通里。

【刺灸法】直刺5～8分；灸3～5分钟。

【功能】行气活血，宁心醒神。

【主治】心悸，心痛，怔忡，失眠，癔病，癫痫，目眩，暴喑，神昏，舌强，咽喉肿痛，臂腕酸痛，指挛等。

【按语】通里系心经之络穴，别走手太阳小肠经，是治疗心血瘀阻、心阳不通之心痛的主穴。配内关、膺窗、乳根治疗心绞痛。

灵道（手少阴心经）

【定位与取穴】伸肘仰掌取穴。在神门后1.5寸，两筋间凹陷中（图53，视频44）。

【穴名释义】灵，心灵；道，道路。此穴属手少阴经之经，是心灵出入的通道，故名灵道。

【刺灸法】直刺5～8分；灸3～5分钟。

【功能】行气活血，宁心醒神。

【主治】心痛，干呕，暴喑不语，神昏，失眠，悲恐，癔病，尺神经麻痹，手痒，肩肘挛痛等。

【按语】灵道系心经之经穴，是治疗心脏病和癔病的主穴。配内关、心俞、厥阴俞、膻中治疗心脏病。配人中、合谷、巨阙治疗癔病。

少府（手少阴心经）

【定位与取穴】仰掌屈指取穴。在无名指和小指之间，掌心第一道横纹尺侧凹陷中（图53，视频44）。

【穴名释义】少，少阴；府，府库，聚也。此穴在掌心，为手少阴脉气汇聚之处，故名少府。

【刺灸法】直刺3～5分；灸3～5分钟。

【功能】行气活血，清心导火。

【主治】心痛、烦满、胸中痛，心悸，心律不齐，失眠，阴痒，小便短赤，手指拘挛，手掌多汗等。

【按语】少府系心经之荥穴。功同神门，两穴都有治疗心病的作用，但少府主要用于风湿性心脏病、心律不齐及心绞痛的治疗；而神门有治疗精神病、癔病及神经衰弱的作用。另外，本穴尚有治疗阴痒、小便不通的功能。配三阴交、关元治疗遗尿。配关元、会阴治疗阴部湿疹瘙痒。

少冲（手少阴心经）

【定位与取穴】伸指取穴。在小指内侧（桡侧）指甲角外约1分（图53，视频44）。

【穴名释义】少，少阴；冲，冲要，冲出。此穴在小指内侧端，是手少阴经脉气所出之井，故名少冲。

【刺灸法】斜刺1～2分或点刺出血。

【功能】行气活血，清热醒神。

【主治】心悸，心痛，胸胁胀满，目黄，癔病，癫狂，中风，中暑，惊风，昏厥等。

【按语】少冲系心经之井穴，长于高热惊厥和中风昏迷的治疗。配合谷、太冲、人中治疗小儿惊风。配风府、十宣、合谷治疗中风昏迷。

天泉（手厥阴心包经）

【定位与取穴】垂臂取穴。在臂前面腋横纹下2寸，两筋之间（图54，视频45）。

【穴名释义】天，高上为天；泉，水源。此穴在上肢腋下，经气如瀑布自上而下，故名天泉。

【刺灸法】直刺5～8分；灸3～5分钟。

【功能】疏经活络。

【主治】心痛，咳嗽，胸胁胀痛，臂内侧痛等。

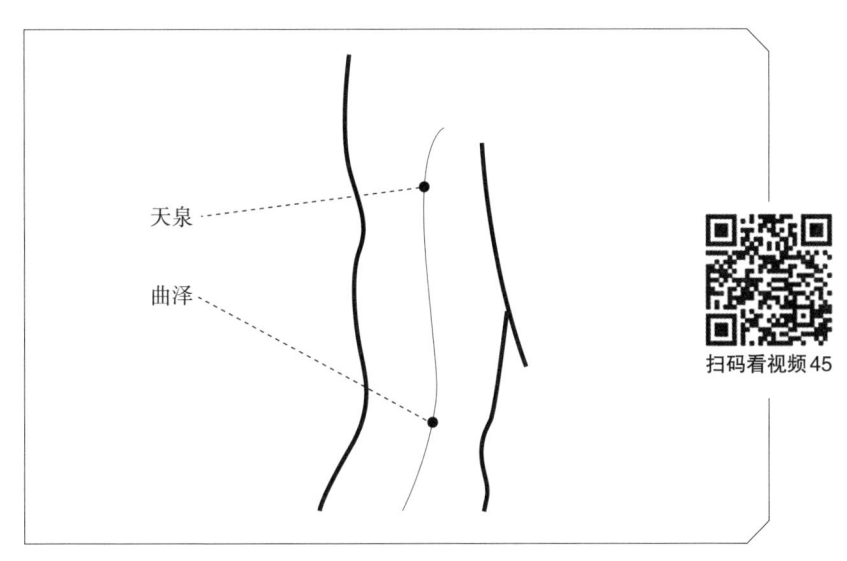

图54　上肢内侧腧穴5

曲泽（手厥阴心包经）

【定位与取穴】屈肘取穴。在肘窝横纹中央，大筋（肱二头肌腱）内侧凹陷中（图54，视频45）。

【穴名释义】曲，屈曲；泽，湖泊。此穴屈肘在肘窝横纹凹陷正中，与尺泽相平，故名曲泽。

【刺灸法】直刺5～8分或点刺出血。

【功能】清热除烦，舒筋活血。

【主治】心痛，心悸，胃痛，腹痛，腹泻，呕吐，身热，烦渴，臂肘挛痛等。

【按语】曲泽系心包络经之合穴，有通心络、除烦热、利暑湿的作用。配心俞、膻中、内关治疗心胸疼痛、胸满烦热。配委中点刺放血治疗暑温高热，上吐下泻。

大陵（手厥阴心包经）

【定位与取穴】仰掌取穴。在手掌面的腕横纹正中，两筋之间的凹陷中（图55，视频45）。

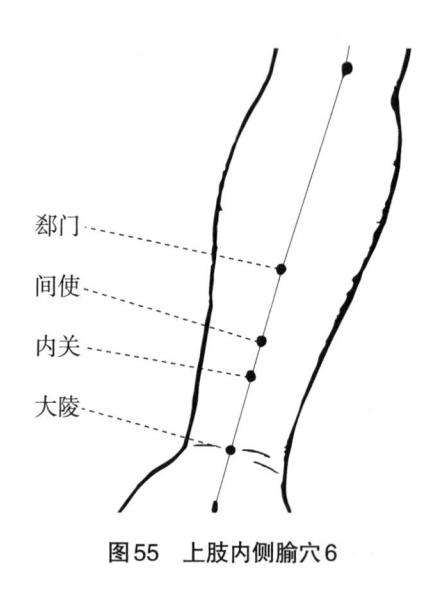

图55　上肢内侧腧穴6

【穴名释义】大，高大；陵，丘陵。此穴在掌后似丘陵的隆起之下，故名大陵。

【刺灸法】直刺3~5分；灸3~5分钟。

【功能】理气活血，宁心安神，清热散邪。

【主治】心痛，心悸，癫痫，痫病，胃痛，中暑，头痛，热病汗不出，咽喉肿痛，呕吐，胸胁痛，神经衰弱，肘、臂、手挛痛等。

【按语】大陵系心包络经之输穴、原穴，功同内关，但偏于安神定志、疏通心络。配人中、内关、合谷治疗痫病。

内关（手厥阴心包经）

【定位与取穴】仰掌取穴。在大陵后2寸，两筋之间，仰掌握拳两筋显出浅沟凹陷处（图55，视频45）。

【穴名释义】内，内侧；关，关口。此穴在腕后内侧，是心主通三焦与阴维脉之关，故名内关。

【刺灸法】直刺5～8分；灸5～10分钟。

【功能】理气降逆，宁心安神，镇痉止痛。

【主治】心绞痛，心悸，怔忡，无脉症，胃痛，呃逆，呕吐，胸胁胀痛，昏迷，眩晕，失眠，疟疾，热病，中暑，癫痫，癔病，精神疾病，心动过速，急性胃肠炎，神经衰弱，小儿惊风，肘臂挛痛、麻痹等。

【按语】内关系心包络经之络穴，别走手少阳三焦经，又是八脉交会穴之一，通阴维脉，有宁心安神、疏肝降逆、调和脾胃、活血通络之功，是治疗胸满胁痛、呃逆呕吐、胃脘胀痛等症的常用穴。古书有"治心痛、胸胁诸疾"及"胸胁内关谋"等句，足证该穴是治疗上、中二焦疾病的重要穴位，尤其对上实中满的实证见长。临床配厥阴俞、心俞、膻中、乳根治疗心悸不安和心绞痛。配膈俞、肝俞、中脘、公孙治疗恶心呕吐。配曲池、百会、丰隆治疗高血压。配膻中、期门、肝俞、膈俞治疗胸胁痛。

间使（手厥阴心包经）

【定位与取穴】仰掌取穴。在大陵后3寸，两筋之间（图55，视频45）。

【穴名释义】间，间隙；使，使臣。此穴在腕后3寸两筋间，心包为臣使之官，故名间使。

【刺灸法】直刺5～8分；灸3～5分钟。

【功能】清热化痰，宁心安神。

【主治】心痛，心悸，胃痛，呕吐，中风，昏迷，癫痫，癔病，精神疾病，疟疾，热病，小儿惊风，肘臂挛痛等。

【按语】间使系心包络经之经穴，有祛痰开窍，养心安神之功。配人中、合谷、丰隆治疗痰蒙心窍之癫狂、癔病等症。配心俞、膻中、乳根、神封治疗心动过速、心律不齐。

郄门（手厥阴心包经）

【定位与取穴】仰掌取穴。在大陵后5寸，两筋之间（图55，视频45）。

【穴名释义】郄，空隙；门，门户。此穴在腕后5寸两筋如门的凹陷中，又是郄穴，故名郄门。

【刺灸法】直刺5～8分；灸3～5分钟。

【功能】宁心安神，调理气血。

【主治】胸满，心痛，心悸，呕血，鼻衄，癫痫，癔病等。

【按语】郄门系心包络经之郄穴，有降逆除烦、通经活络的作用。配天池、心俞治疗心痛。

劳宫（手厥阴心包经）

【定位与取穴】仰掌屈指取穴。在中指和无名指之间，掌心第一道横纹的凹陷中（图56，视频45）。

【穴名释义】劳，劳作；宫，宫室。此穴在掌心凹陷中，用手劳作时握物之处，故名劳宫。

【刺灸法】直刺3～5分；灸3～5分钟。

【功能】活血开窍，清热散邪。

【主治】心痛，呕吐，胸胁痛，胃痛，大小便带血，鼻衄，黄疸，癫痫，癔病，热病汗不出，中风，昏迷，手掌多汗，鹅掌风等。

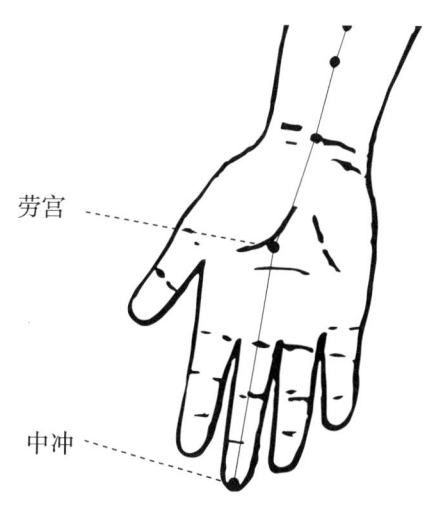

图56 上肢内侧腧穴7

【按语】劳宫系心包络经之荥穴，有开窍醒神的作用。配人中、神门、合谷治疗癔病、哭笑无常。

中冲（手厥阴心包经）

【定位与取穴】伸指取穴。在中指尖正中，指甲前约1分（图56，视频45）。

【穴名释义】中，中指；冲，冲出。此穴在中指尖端，是心包络经所出之井，故名中冲。

【刺灸法】斜刺1～2分或点刺出血。

【功能】活血开窍，清热散邪。

【主治】心痛，心烦，热病汗不出，中风，中暑，昏迷，晕厥，休克，吐泻，癫痫，癔病，急、慢性惊风等。

【按语】中冲系心包络经之井穴，有醒神救脱之功，常用于中风昏迷、晕厥、休克等神志不清诸症。配人中、内关、合谷治疗小儿惊风。配十宣、人中治疗中暑、中风之昏迷。

（二）上肢外侧腧穴

商阳（手阳明大肠经）

【定位与取穴】伸指取穴。在食指内侧（桡侧）指甲角外约1分（图57，视频46）。

【穴名释义】商，大肠属金，在五音为商；阳，阳经。此穴在手阳明大肠经，故名商阳。

【刺灸法】斜刺1～2分或点刺出血；灸3～5分钟。

【功能】清热醒神，疏泄阳明。

【主治】中风，昏迷，耳鸣，耳聋，目赤，咽喉肿痛，齿痛，腮肿，热病汗不出，腹痛吐泻，乳蛾等。

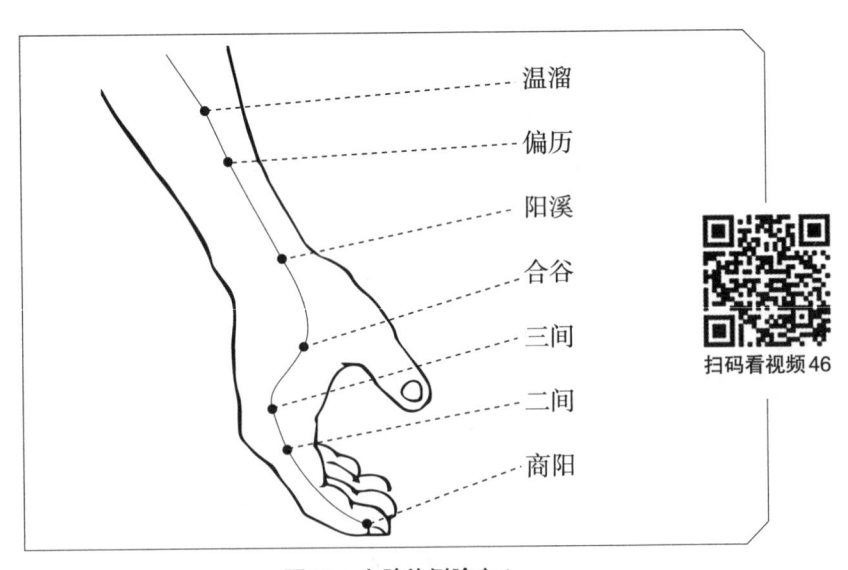

图57 上肢外侧腧穴1

【按语】商阳系大肠经之井穴，有泄阳明热的作用。配少商、合谷、翳风治疗乳蛾、痄腮。配大椎、合谷、风门治发热汗不出。配人中、百会、内关治疗中风、昏迷、休克，有清热醒神作用。

二间（手阳明大肠经）

【定位与取穴】握拳取穴。在食指内侧（桡侧）第二掌指关节前横纹头赤白分肉间凹陷中（图57，视频46）。

【穴名释义】二，二数；间，间隔。此穴在食指内侧第二骨节后，故名二间。

【刺灸法】斜刺1～3分；灸5～10分钟。

【功能】清阳明热。

【主治】鼻衄，口眼㖞斜，咽喉肿痛，腮肿，食积等。

【按语】二间系大肠经之荥穴。配少商、合谷治疗咽喉肿痛，加配天府、膈俞治疗鼻出血。

三间（手阳明大肠经）

【定位与取穴】屈指或握拳取穴。在食指内侧（桡侧）第二掌指关节后，赤白肉际间凹陷中（图57，视频46）。

【穴名释义】三，三数；间，间隔。此穴在食指内侧第三骨节后，故名三间。

【刺灸法】直刺0.5～1.5寸；灸3～5分钟。

【功能】清热止痛，疏经利节。

【主治】咽喉肿痛、梗塞，肠鸣，下泻，压痛，齿龈肿痛，手背红肿，手指拘挛，上肢瘫痪等。

【按语】三间系大肠经之输穴。与二间仅一节之隔，但二间穴长于治疗鼻衄，三间则长于本经的肠鸣亢进，急性下泄。此外尚有舒筋利节作用，对于手指拘急，握拳不开，用此穴深刺透后溪，常获显效。配天枢、气海、会阳、长强治疗洞泄。

合谷（手阳明大肠经）

【定位与取穴】取穴法有以下三种（图57，视频46）：

①拇食二指并拢，在拇食二指之间虎口纹头上，针沿食指侧直刺。

②拇食二指张开，在虎口上赤白肉际凹陷中，针向两掌骨间近端斜刺。

③握拳在第二掌指关节与第一掌骨腕端连线的中点，直刺透劳宫。

【穴名释义】合，开合；谷，山谷空洞也。此穴在拇、食二指歧骨间似谷的凹陷处，故名合谷。

【刺灸法】直刺0.5～1.5寸；灸5～20分钟。孕妇禁针灸。

【功能】清泻阳明，疏风镇痛，通经开窍。

【主治】头痛，面肿，目赤生翳，聋哑，鼻衄，鼻塞，牙痛，口噤不开，口眼㖞斜，咽喉肿痛，痄腮，中风，瘫痪，荨麻疹，丹毒，瘾病，精神疾病，癫痫，吐泻，消渴，惊风，热病汗不出，三叉神经痛，扁桃体炎，臂痛，手挛，上肢麻痹，鹅掌风，滞产、难产、胎衣不下，闭经等。

【按语】合谷系大肠经之原穴，是极为常用的名穴之一，有较好的解表退热和通经镇痛作用。其治疗范围相当广泛，但由于取穴和刺法不同，其适应证亦随之有别。上述第一种针法，属于常规用穴法，正如《四总要穴歌》中"面口合谷收"之句，为后世治疗头面部疾病的依据。配风池治疗发热汗不出；配下关治疗上牙痛；配太冲古称"四关穴"，有开窍醒神之功，故可治疗手足抽搐、小儿惊风、中风昏迷、口噤不开等。第二种针法，是郑氏治疗狂躁型精神病的经验用穴法。

进针后施以赤凤摇头手法，可立即使患者出现抑制状态，起到较理想的镇静作用。第三种针法常用于治疗鹅掌风。

阳溪（手阳明大肠经）

【定位与取穴】手虎口向上取穴。在手腕上侧腕横纹两筋间凹陷中。跷起拇指凹陷更明显（图57，视频46）。

【穴名释义】阳，阳经；溪，水沟。此穴在手阳明经，腕部两筋间似溪的凹陷处，故名阳溪。

【刺灸法】直刺5～8分；灸5～10分钟。

【功能】清泻阳明，舒筋利节。

【主治】头痛，耳鸣，耳聋，目赤生翳，咽喉肿痛，食管痉挛，腕部腱鞘炎，臂痛，腕痛、无力等。

【按语】阳溪系大肠经之经穴。配合谷、阳池、外关对手指拘挛和腕痛疗效迅速。配三间、天突、间使治疗食管痉挛和咽喉气梗。

偏历（手阳明大肠经）

【定位与取穴】手虎口向上取穴。在阳溪后3寸桡骨外侧凹陷中（图57，视频46）。

【穴名释义】偏，偏侧；历，经历。手阳明经经历手臂至此偏侧，别走太阴，故名偏历。

【刺灸法】直刺0.5～1寸；灸5～10分钟。

【功能】疏经活络。

【主治】耳鸣，牙痛，口眼㖞斜，腕部腱鞘炎，上肢酸痛、瘫痪等。

【按语】偏历系大肠经之络穴，别走手太阴肺经，有疏经活络的功能，可用于两经产生的腕、臂、肘、肩疼痛及麻木不仁等。配阳溪、列缺治疗腕部腱鞘炎。

温溜（手阳明大肠经）

【定位与取穴】屈肘手虎口向上取穴。在阳溪（上5寸）与曲池之间，桡骨外侧凹陷中（图57，视频46）。

【穴名释义】温，温暖；溜，流注。手阳明经之阳气流注至此，能温经散寒，故名温溜。

【刺灸法】直刺0.5～1寸；灸5～10分钟。

【功能】清泄阳明，疏经活络。

【主治】头痛，面肿，癫狂症，扁桃体炎，上肢酸痛、瘫痪等。

【按语】温溜系大肠经之郄穴，多用于治疗腹痛、肠澼等大肠之急性病，又有疏风通络、清上焦热的作用，用于癫狂、语无伦次等症。配合谷、少商、颊车治疗急性扁桃体炎。

曲池（手阳明大肠经）

【定位与取穴】屈肘拱手，手虎口向上取穴。在肘窝横纹头（桡侧）筋骨间凹陷中（图58，视频46）。

【穴名释义】曲，曲角；池，水池。屈肘，此穴在肘骨内缘曲角似池的凹陷处，故名曲池。

【刺灸法】直刺1～1.5寸；灸5～10分钟。

【功能】调理肠胃，行气活血，疏筋利节。

【主治】瘰疬，喉痹，咳嗽，哮喘，腹痛，吐泻，便秘，肠痈，水肿，湿疹，荨麻疹，皮肤瘙痒症，丹毒，高血压，月经不调，上肢肿痛、麻痹、瘫痪等。

【按语】曲池系大肠经之合穴，有疏风清热、行气活血、利节通络的功效。它不但是治疗上肢筋缓臂细或拘急挛痛、半身不遂等经络症的常用穴，还对本腑的上吐下泻、大便秘结、痢疾、肠痈等病症及肺

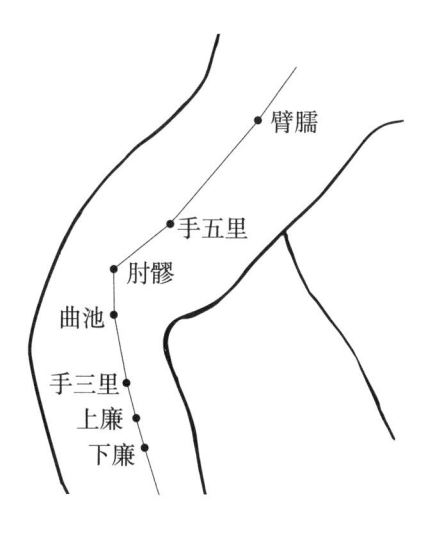

图58 上肢外侧腧穴2

经的咳嗽、哮喘、咽痛、喉痹有一定的疗效。常用曲池透臂臑治疗淋巴结核。配合谷、风市、血海、足三里、三阴交治疗湿疹和皮肤瘙痒。

下廉（手阳明大肠经）

【定位与取穴】屈肘手虎口向上取穴。在曲池下4寸筋肉之间（图58，视频46）。

【穴名释义】下，下端；廉，边缘，义与棱通。手阳明经循行于上肢外侧前缘，此穴在曲池下4寸，肌肉棱起的下端，故名下廉。

【刺灸法】直刺0.5～1寸；灸5～10分钟。

【功能】疏经活络。

【主治】消化不良，腹痛，上肢酸痛、麻痹、瘫痪等。

上廉（手阳明大肠经）

【定位与取穴】屈肘手虎口向上取穴。在曲池下3寸筋肉之间（图58，视频46）。

【穴名释义】上，上端；廉，边缘，义与棱通。此穴在曲池下

3寸，肌肉棱起的上端，故名上廉。

【刺灸法】直刺0.5～1寸；灸5～10分钟。

【功能】疏经活络。

【主治】胸满，腹痛，腹胀，半身不遂，上肢酸痛、瘫痪等。

手三里（手阳明大肠经）

【定位与取穴】屈肘拱手，手虎口向上取穴。在曲池下2寸筋肉之间（图58，视频46）。

【穴名释义】手与臂通；里，里程也，一里为1寸。此穴在肘髎下3寸，故名手三里。

【刺灸法】直刺1～1.5寸；灸5～10分钟。

【功能】清泻阳明，疏风活络。

【主治】牙痛，颌痛，痄腮，胃痛，腹痛，腹泻，高血压，上肢麻痹、酸痛、瘫痪等。

【按语】手三里长于经络病的治疗，因为它的针刺感应相当强烈，胜于曲池，是治疗小儿麻痹、瘫痪或肌肉萎缩、知觉迟钝的首选穴。配臂臑做"穴位埋线"，治疗上肢麻痹和肌肉萎缩等。近代已将其作为治疗高血压、淋巴结核等病的常用穴。

肘髎（手阳明大肠经）

【定位与取穴】屈肘取穴。在曲池外上方1寸，肱骨边缘凹陷中（图58，视频46）。

【穴名释义】肘，肘骨；髎，同窌，骨之空隙。此穴在曲池上，肘大骨外缘凹陷中，故名肘髎。

【刺灸法】直刺5～8分；灸5～10分钟。

【功能】舒筋利节。

【主治】臂肘酸痛、麻痹、痉挛，上肢瘫痪等。

手五里（手阳明大肠经）

【定位与取穴】屈肘取穴。在曲池上3寸，筋骨间凹陷中（图58，视频46）。

【穴名释义】五，五数；里，里程。一里为1寸，此穴在天府下5寸，故名五里。

【刺灸法】直刺5~8分；灸5~10分钟。

【功能】行气散瘀。

【主治】瘰疬，瘿气，咳嗽，吐血，肘臂酸痛等。

臂臑（手阳明大肠经）

【定位与取穴】垂臂屈肘取穴。在曲池上7寸，三角肌下端凹陷中（图58，视频46）。

【穴名释义】臂，同膊、髆；臑，肩髆下胭肉。此穴位于肩髆下胭肉，故名臂臑。

【刺灸法】直刺1~1.5寸；灸5~10分钟。

【功能】疏经散风。

【主治】颈项强痛，瘰疬，瘿气，癫痫，上肢瘫痪，肩臂痛等。

【按语】臂臑系手阳明大肠经、手太阳小肠经、足太阳膀胱经和阳维脉之会穴，有疏风、散寒、通络的作用，治疗外感风寒所致的头项强痛，又可治疗肩背痛和胸痛。对瘫痪、小儿麻痹、肌肉萎缩的患者，疗效胜于肩髃。配合谷、膻中，埋线治疗癫痫。

少泽（手太阳小肠经）

【定位与取穴】伸指取穴。在小指外侧（尺侧）指甲角外约1分

（图59，视频47）。

【穴名释义】少，小也；泽，润泽。此穴属手太阳经之井，小肠主液，有润泽全身之功能，故名少泽。

【刺灸法】斜刺1～2分或点刺出血；灸3～5分钟。

【功能】清热醒神，活络通乳。

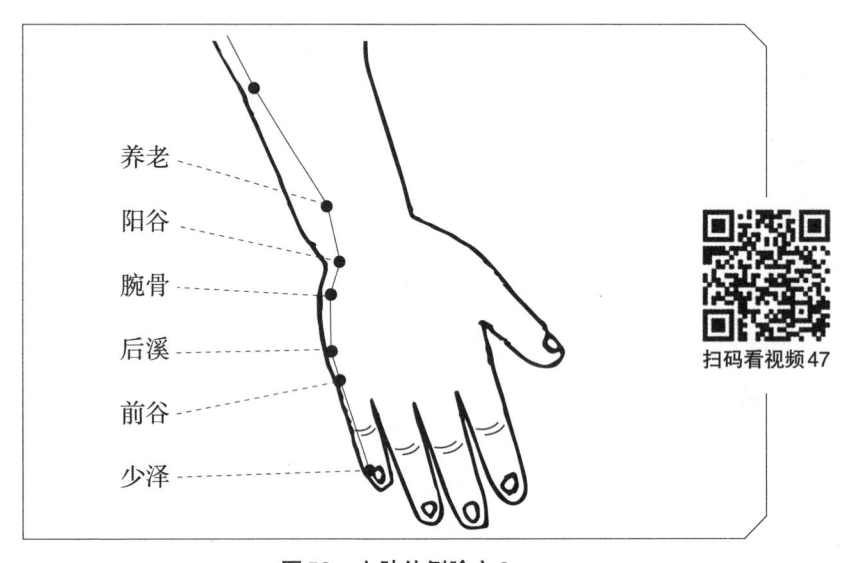

图59 上肢外侧腧穴3

【主治】中风昏迷，头痛，项强，目翳，鼻衄，咽喉肿痛，疟疾，热病，乳汁不足，乳腺炎等。

【按语】少泽系小肠经之井穴，因有散风解表的作用，故可用于表证头痛、寒热无汗等症；能通络清热，为治疗乳痈肿痛和乳汁不通的主穴。配乳根、阿是穴治疗乳腺炎。配膻中、膺窗、乳根、中脘治疗乳汁分泌不足。

前谷（手太阳小肠经）

【定位与取穴】握拳取穴。在小指外侧（尺侧）第五掌指关节前横纹头赤白肉际凹陷中（图59，视频47）。

【穴名释义】前，前方；谷，山谷、空洞。此穴在手小指外侧本节前凹陷处，故名前谷。

【刺灸法】斜刺2～3分；灸3～5分钟。

【功能】清热疏风。

【主治】头项强痛，耳鸣，耳聋，目痛，鼻衄，颊肿，痄腮，疟疾，热病，乳汁不足，手指麻木等。

【按语】前谷系小肠经之荥穴。局部应用主要治疗掌、指的一些疾患；远端用该穴治疗面颊和咽喉的病症。配外关、阳谷治疗小指麻木。

后溪（手太阳小肠经）

【定位与取穴】握拳取穴。在小指外侧（尺侧）第五掌指关节后横纹头上方的赤白肉际凹陷中（图59，视频47）。

【穴名释义】后，后方；溪，水沟。此穴在手小指外侧本节后凹陷处，故名后溪。

【刺灸法】直刺5～8分；灸5～10分钟。

【功能】散风清热，疏经活络。

【主治】头项强痛，目翳，耳聋，癫痫，癔病，疟疾，感冒，热病，臂痛，小儿麻痹后遗症，指挛，鹅掌风，瘫痪等。

【按语】后溪系小肠经之输穴，又是八脉交会穴之一，通督脉。主要功用为清心宁志，治疗癔病、癫痫、精神病；清心导火，治疗小便短赤，心移热于小肠的见症；清热解表，治疗外感发热，疟疾。配风池、阿是穴治疗颈项强痛。配大椎、陶道、申脉治疗感冒及疟疾。

腕骨（手太阳小肠经）

【定位与取穴】握拳取穴。在手腕外侧（尺侧）腕横纹前约一横指，赤白肉际凹陷中（图59，视频47）。

【穴名释义】腕骨，手腕前外侧高骨，谓之腕骨。此穴在手腕前外侧高骨下陷中，故名腕骨。

【刺灸法】直刺0.5～1寸；灸5～10分钟。

【功能】清热散风，疏经活络。

【主治】头痛，耳鸣，目痛生翳，颈项强痛，尺神经麻痹，臂痛，指挛，手肿，瘫痪，消渴等。

【按语】腕骨系小肠经之原穴，有清热散风，舒筋活络的作用。治胆火上浮的耳鸣、耳聋；肝火上攻所致目赤生翳；湿热黄疸；指、腕、臂、肘挛痛不得屈伸。配外关、阳池治疗腕关节炎和小指、四肢麻木。

阳谷（手太阳小肠经）

【定位与取穴】屈腕取穴。在手背腕横纹外侧（尺侧），尺骨小头之前凹陷中（图59，视频47）。

【穴名释义】阳，外为阳；谷，山谷、空洞。此穴在腕关节外侧似山谷的凹陷处，故名阳谷。

【刺灸法】直刺2～3分；灸5～10分钟。

【功能】清热泻火，舒筋利节。

【主治】耳鸣，目眩，颈、颌肿痛，臂痛，手腕酸痛等。

【按语】阳谷系小肠经之经穴。配合谷、人中、内关治疗心肝火盛之癫狂诸症。配液门、侠溪、听宫治疗肝胆火邪所致之耳聋、耳鸣及两胁疼痛。

养老（手太阳小肠经）

【定位与取穴】屈肘手掌向肩取穴。在阳谷上1寸，尺骨小头最高点桡侧骨缝中。屈肘掌心朝面，小指侧内旋，尺骨小头桡侧显出的陷窝就是本穴（图59，视频47）。

【穴名释义】养，供养；老，元老。此穴有治疗老年人眼目昏花、肩臂酸痛的功效，故名养老。

【刺灸法】直刺0.5～1寸；灸5～10分钟。

【功能】清热利湿，舒筋活络。

【主治】口舌生疮，小便短赤，麻痹无力，落枕，肩臂酸痛，手腕酸痛等。

【按语】养老系小肠经之郄穴，有清热利湿的作用，是治疗指、腕、肘关节红肿疼痛症的主穴。配外关、阳池治疗手腕下垂和腕关节痛。

支正（手太阳小肠经）

【定位与取穴】屈肘手掌向肩取穴。在阳谷上5寸，筋骨之间（图60，视频47）。

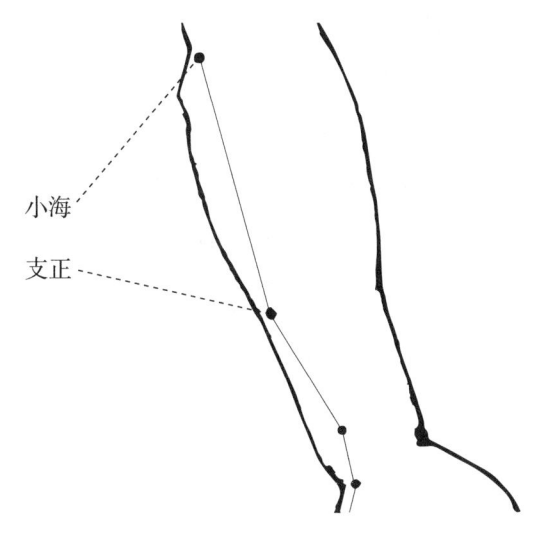

图60　上肢外侧腧穴4

【穴名释义】支，别走为支；正，本经为正。此穴为小肠经之络穴，别走手少阴经，故名支正。

【刺灸法】直刺0.5～1寸；灸5～10分钟。

【功能】清热养阴，疏经活络。

【主治】头痛，项强，颈肿，目眩，消渴，癫狂，精神疾病，尺神经麻痹，臂痛，肘挛，手指酸痛等。

【按语】支正系小肠经之络穴，别走手少阴心经。与腕骨穴相配，有养阴清热的作用，能治疗消渴、癫狂、臂痛等症。配中脘、足三里、脾俞治疗糖尿病。

小海（手太阳小肠经）

【定位与取穴】屈肘取穴。在肘尖（尺骨鹰嘴）与肘内高骨（肱骨内上髁）之间的沟中（图60，视频47）。

【穴名释义】小，小肠经；海，水归聚之处，此穴在肘内大骨外似海的凹陷中，故名小海。

【刺灸法】直刺0.5～1寸；灸5～10分钟。

【功能】清心导火，舒筋活络。

【主治】耳聋，目眩，牙痛，颊肿，颈项强痛，小便短赤，癫痫，精神疾病，尺神经麻痹，臂痛，震颤，瘫痪等。

【按语】小海系小肠经之合穴，主要用于本经所过部位及器官的病症。如肩、臂、肘、颈的疼痛和耳、目、颧、颊的疾患。配支正、阳谷、腕骨治疗尺神经麻痹。

关冲（手少阳三焦经）

【定位与取穴】伸指取穴。在无名指外侧（尺侧）指甲角外约1分（图61，视频48）。

【穴名释义】关，关口；冲，冲出。此穴是三焦经所出之井，脉气与外关相通，故名关冲。

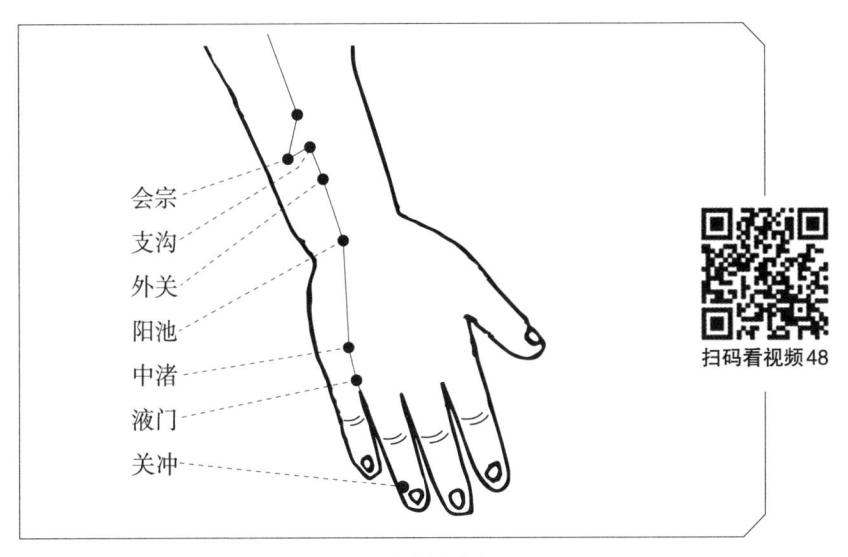

图61　上肢外侧腧穴5

【刺灸法】斜刺1～2分，或点刺出血；灸3～5分钟。

【功能】清三焦热，醒神开窍。

【主治】头痛，目赤，目翳，目视不明，热病，口干，腹痛。吐泻，心烦，咽喉肿痛，痄腮，中暑，中风，昏迷等。

【按语】关冲系三焦经之井穴，有清热醒神的作用。配颊车、翳风、合谷治疗口干咽痛和痄腮。

液门（手少阳三焦经）

【定位与取穴】握拳取穴。在小指和无名指的指缝纹头后凹陷中（图61，视频48）。

【穴名释义】液，津液；门，门户。三焦为决渎之官，水道出焉，此穴在小指与无名指之间，是津液、水气出入之门，故名液门。

【刺灸法】直刺3～5分；灸5～10分钟。

【功能】清三焦热，开窍聪耳，疏筋利节。

【主治】头痛，眩晕，目赤、肿痛，咽喉肿痛，疟疾，耳鸣，耳聋，牙痛，手背红肿、痒痛，手指拘挛等。

【按语】液门系三焦经之荥穴，有清热泻火、安神定痛的作用。配太阳、下关、颊车、合谷治疗目赤涩痛、牙痛、咽肿、眩晕、耳鸣等虚火上炎之症。

中渚（手少阳三焦经）

【定位与取穴】俯掌或握拳取穴。在液门后1.5寸掌骨间（图61，视频48）。

【穴名释义】中，中间；渚，水流之处。此穴在手背三阳经中间，是三焦经所注之俞，故名中渚。

【刺灸法】直刺3～5分；灸3～5分钟。

【功能】清三焦热，开窍聪耳，疏筋利节。

【主治】头痛，眩晕，目赤，耳聋，耳鸣，咽喉肿痛，疟疾，热病汗不出，前臂痛，手肿痒痛，指难屈伸等。

【按语】中渚系三焦经之输穴，有清热开窍、舒筋活血的作用。配耳门、听宫、率谷治疗耳鸣、耳聋。配合谷治疗指难屈伸。

阳池（手少阳三焦经）

【定位与取穴】俯掌取穴。在手背面腕横纹正中凹陷处（图61，视频48）。

【穴名释义】阳，背为阳；池，水池。此穴在手腕背面似池的凹陷中，故名阳池。

【刺灸法】直刺3～5分；灸5～10分钟。

【功能】清三焦热，疏筋利节。

【主治】感冒，疟疾，耳聋，口干，消渴，虚痨，上肢肿痛、麻痹，手腕肿痛、无力、下垂等。

【按语】阳池系三焦经之原穴，是调理上、中、下三焦气机的重要穴位，有宣肺解表，滋阴除烦，清热利湿之功，是很多慢性病的整体疗法中不可缺少的穴位。日本人泽田健常以灸左阳池治疗子宫屈曲（如左、右屈，前、后倾）。临床常配风池、大椎、曲池、合谷治疗感冒、发热头痛等症。配脾俞、肾俞、三阴交、照海治疗消渴。配膏肓、百劳、肺俞、肾俞、关元、足三里治疗虚痨。配中脘、气海、足三里治疗脘腹胀满。配曲池、四渎、外关治疗手腕无力及下垂。

外关（手少阳三焦经）

【定位与取穴】俯掌取穴。在阳池后2寸，两骨之间凹陷中（图61，视频48）。

【穴名释义】外，外为阳；关，关口。此穴在腕后外侧，是三焦通阳维与心包经之关，故名外关。

【刺灸法】直刺5～8分；灸5～10分钟。

【功能】清三焦热，镇惊息风，疏经活络。

【主治】头痛，胸胁痛，耳聋，耳鸣，鼻衄，感冒，热病，中暑，牙痛，疟腮，颊肿，落枕，高血压，小儿惊风，上肢挛痛、麻痹、瘫痪，腕痛、无力，手指肿痛、麻痹等。

【按语】外关系三焦经之络穴，别走手厥阴心包络经，也是八脉交会穴之一，通阳维脉，有通经活络的作用。配膻中、肝俞、足临泣治疗胸胁痛。配曲池、手三里、四渎、阳池、中渚治疗上肢瘫痪、腕下垂和手指麻痹。

支沟（手少阳三焦经）

【定位与取穴】俯掌取穴。在阳池后3寸，两骨之间凹陷中（图61，视频48）。

【穴名释义】支，同肢；沟，水沟。此穴在上肢外侧腕后3寸两骨间之沟中，故名支沟。

【刺灸法】直刺5~8分；灸5~10分钟。

【功能】清三焦热，通关开窍，疏经活络。

【主治】耳鸣，耳聋，热病汗不出，暴喑，口噤不开，胸胁胀痛，浮肿，呕吐，便秘，经闭，上肢酸痛、瘫痪等。

【按语】支沟系三焦经之经穴。配阳陵泉、膈俞、肝俞、膻中治疗胸胁胀痛。配次髎、照海治疗习惯性便秘。

会宗（手少阳三焦经）

【定位与取穴】俯掌取穴。在支沟外侧（尺侧）约5分，尺骨边缘（图61，视频48）。

【穴名释义】会，交会；宗，聚也，流派之本源为宗。此穴在三焦经，为手三阳经脉气宗会之处，故名会宗。

【刺灸法】直刺5~8分；灸3~5分钟。

【功能】疏经活络。

【主治】耳聋，哮喘，癫痫，上肢酸痛、瘫痪等。

【按语】会宗系三焦经之郄穴。配曲池、四渎、外关、合谷治疗上肢疼痛和瘫痪。

三阳络（手少阳三焦经）

【定位与取穴】俯掌取穴。在支沟后1寸，两骨之间（图62，视频48）。

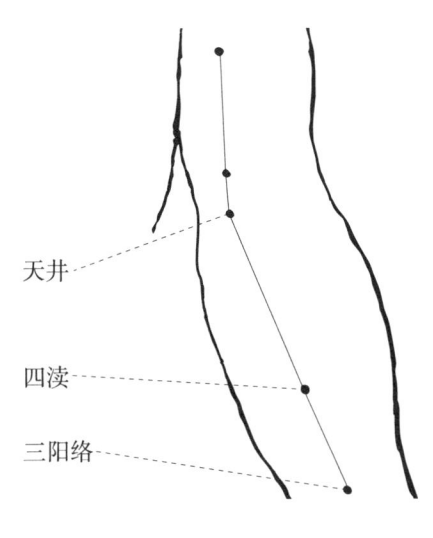

图62 上肢外侧腧穴6

【穴名释义】三阳，三阳经；络，联络。此穴在手三阳经之间，经气互有联络，故名三阳络。

【刺灸法】直刺5~8分；灸3~5分钟。

【功能】疏经活络，通关开窍。

【主治】耳聋，暴喑不语，牙痛，上肢酸痛，麻痹等。

四渎（手少阳三焦经）

【定位与取穴】手掌按头取穴。在肘间下5寸，阳池上7寸，两骨之间（图62，视频48）。

【穴名释义】四，四肢；渎，水之大川。三焦为决渎之官，手足少阳上有四渎、下有中渎，四肢经气相通，故名四渎。

【刺灸法】直刺1~1.5分；灸3~5分钟。

【功能】疏经活络。

【主治】头痛，耳鸣，牙痛，耳聋，上肢肿痛、麻痹等。

天井（手太阳小肠经）

【定位与取穴】屈肘或手掌按头取穴。在肘尖上1寸凹陷中（图62，视频48）。

【穴名释义】天，高上为天；井，水井。此穴在上肢肘后，四周高中间似井的凹陷处，故名天井。

【刺灸法】直刺5~8分；灸3~5分钟。

【功能】清热化痰，疏经利节。

【主治】头痛，项强，耳鸣，耳聋，瘰疬，颈肿，颊肿，咽喉肿痛，胸胁胀痛，咳嗽，癫痫，肘臂酸痛、麻痹等。

【按语】天井系三焦经之合穴。配肘髎、曲池、手三里治疗肘关节炎。

清冷渊（手太阳小肠经）

【定位与取穴】屈肘取穴。在天井上1寸（图63，视频48）。

【穴名释义】清冷，寒冷；渊，深水。此穴在肘尖上2寸，有清热泻火之功，是古人种痘、流水浆预防天花之处，故名清冷渊。

【刺灸法】直刺5~8分；灸3~5分钟。

【功能】清三焦热，疏经活络。

【主治】头痛，颈项强痛，胁痛，目黄，上肢酸痛、麻痹等。

消泺（手太阳小肠经）

【定位与取穴】屈肘取穴。在肘尖上6寸（图63，视频48）。

【穴名释义】消，消散；泺，水泽。此穴在臂外侧腘肉下，有清热泻火之功，也是古人种痘、流水浆预防天花之处，故名消泺。

【刺灸法】直刺5~8分；灸3~5分钟。

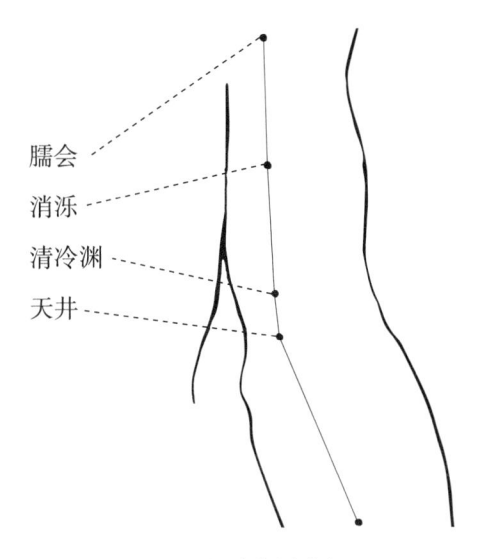

图63　上肢外侧腧穴7

【功能】清三焦热，疏经活络。

【主治】头痛，眩晕，颈项强痛，上肢酸痛、瘫痪等。

臑会（手太阳小肠经）

【定位与取穴】垂臂取穴。在肩髎下约3寸，三角肌后缘，与腋后纹头平齐（图63，视频48）。

【穴名释义】臑，肩髆下之腘肉；会，交会。此穴在臑部，是三焦经与阳维脉之会，故名臑会。

【刺灸法】直刺1～1.5寸；灸3～5分钟。

【功能】疏经活络。

【主治】项强，瘿气，肩背痛，臂肿痛、无力、瘫痪等。

【按语】臑会配天宗、肩髎、肩髃治疗肩周炎。

第四章

下肢部腧穴

一、经脉循行

（一）下肢内侧经脉循行

1.**足太阴脾经**：起于大趾内侧端，经过足内侧赤白肉际、第一跖趾关节、内踝前缘、小腿内侧胫骨后缘、膝内侧、股内侧前缘，上至腹部。（图64，视频49）

2.**足少阴肾经**：起于小趾之下，斜走足心，经过舟骨粗隆下、内踝后、小腿内侧后缘、腘窝内侧、大腿内侧后缘，至尾骨部。（图64，视频49）

3.**足厥阴肝经**：起于大趾爪甲后丛毛部，经过足背、内踝前，在内踝上8寸，交出足太阴经的后方，经过膝窝内侧，在股内侧行于足太阴经和足少阴经之间，进入阴毛中。（图64，视频49）

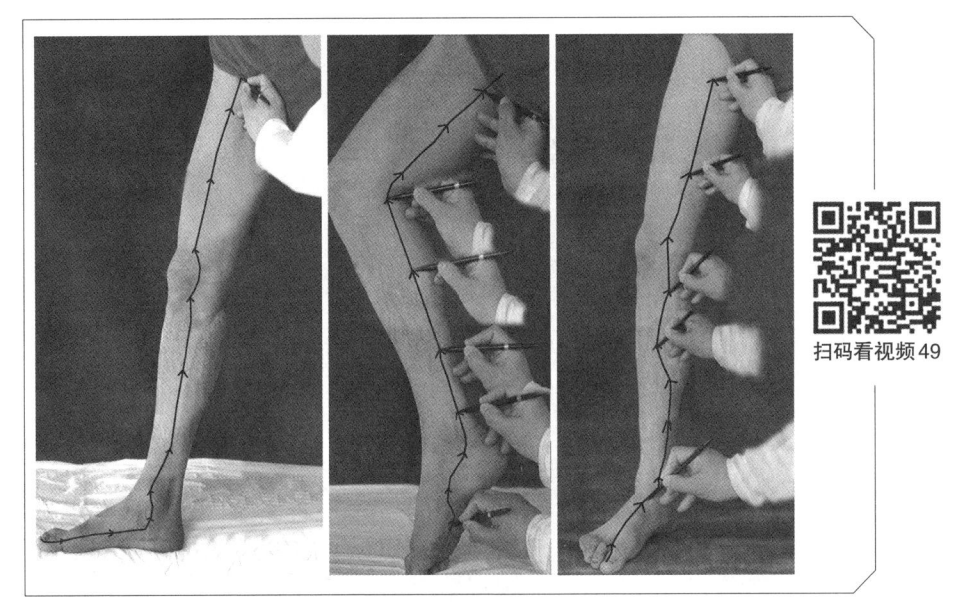

图64　下肢内侧经脉循行

（二）下肢外侧经脉循行

1.足阳明胃经：由腹股沟下行，经过大腿前的股四头肌肌腹、髌骨、髌韧带外侧、胫骨前肌外侧，足踝部踇长伸肌腱和趾长伸肌腱之间，过足背，终止于第二趾外侧端。（图65，视频50）

2.足太阳膀胱经：由臀部下行，经过大腿外侧后面的股二头肌和半腱肌、半膜肌之间，腘窝，穿过腓肠肌，斜向外到外踝后，沿足外侧赤白肉际斜行，终止于小趾外侧端。（图65，视频50）

3.足少阳胆经：由髋关节下行，经过大腿外侧、膝关节外侧、腓骨小头前、小腿外侧、外踝前，沿足背斜行，终止于第四趾外侧端。（图65，视频50）

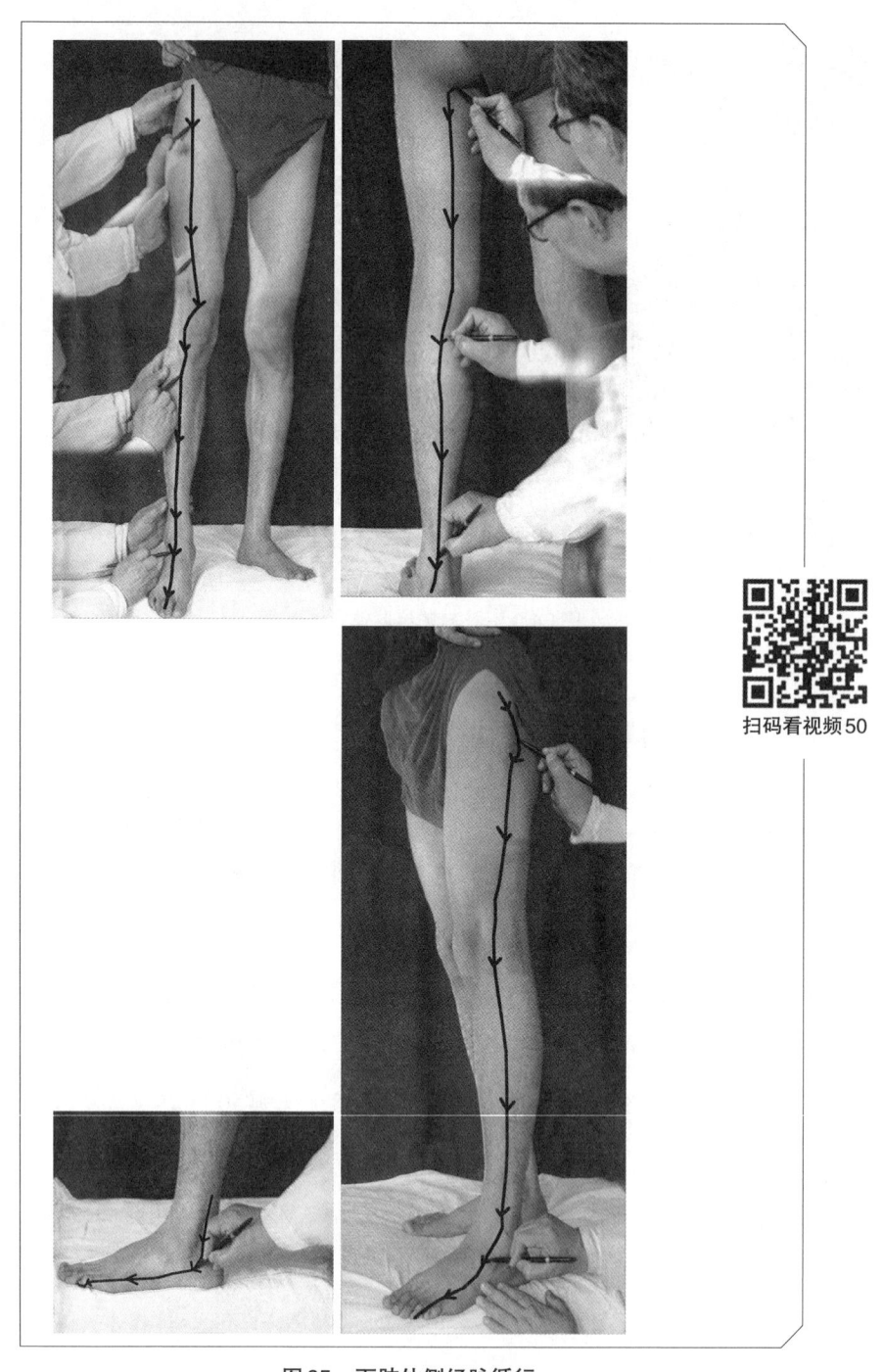

图65　下肢外侧经脉循行

二、腧穴

（一）下肢内侧腧穴

隐白（足太阴脾经）

【定位与取穴】伸趾取穴。在大趾内侧指甲角外约1分（图66，视频51）。

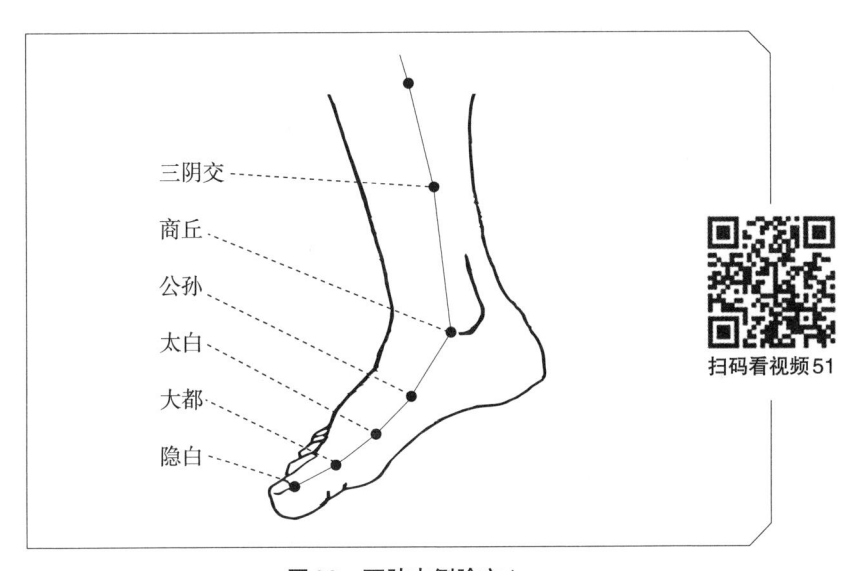

图66　下肢内侧腧穴1

【穴名释义】隐，隐伏；白，白色。此穴在大趾内侧隐伏不见的白肉际，故名隐白。

【刺灸法】斜刺2～3分或点刺出血；灸3～5分钟。

【功能】开窍醒神，益气统血。

【主治】昏厥，癫狂，呕吐，腹胀，食不下，泄泻，小儿抽搐，鼻衄，崩漏，带下，月经不调等。

【按语】隐白系脾经之井穴。脾为统血之脏，脾失健运，统摄无权，则血不归经，经水过期不止，甚或崩漏，常以隐白为主穴。配关元治疗经漏，加配行间治疗血崩。配人中治疗失血之昏迷。近代配关元、血海、三阴交为主穴治疗功能失调性子宫出血。

大都（足太阴脾经）

【定位与取穴】仰卧或盘膝取穴。在大趾内侧，第一跖趾关节前横纹头陷中（图66，视频51）。

【穴名释义】大，高大；都，城邑，丰满。此穴在大趾内侧本节前白肉丰满处，故名大都。

【刺灸法】向下斜刺1～3分；灸2～5分钟。

【功能】健脾利湿，镇惊息风。

【主治】热病汗不出，胃痛，腹胀，呕吐，暴泻，小儿惊风，足痛，厥冷，足趾肿痛等。

【按语】大都系脾经之荥穴，常用于热病表实无汗，胃肠实热，疼痛拒按，热邪内闭，四肢厥逆及小儿惊风。《针灸甲乙经》载："热病汗不出且厥……大都主之。"可见该穴有清泄里热、疏散表邪、畅达气机、镇惊息风的作用。配人中、合谷治疗小儿惊风。

太白（足太阴脾经）

【定位与取穴】仰卧或盘膝取穴。在足内侧，第一跖趾关节后，骨下凹陷中（图66，视频51）。

【穴名释义】太，大之甚；白，白色。此穴在高大的第一跖骨小头后白肉际，故名太白。

【刺灸法】直刺3～5分；灸5～10分钟。

【功能】健脾利湿，通调肠胃。

【主治】胃痛，胸满，腹胀，肠鸣，腹痛，呕吐，泄痢，便脓血，便秘，消化不良，肢体沉重，脚气等。

【按语】太白系脾经之输穴、原穴，有清热化湿的作用，可治疗时病所致之身热烦满、吐利、腹痛等胃肠疾患。配内关、足三里、大椎、天枢、合谷治疗发热身重、腹痛胀满、上吐下泻。

公孙（足太阴脾经）

【定位与取穴】仰卧或垂足取穴。在足内侧，第一跖趾关节后1寸骨下凹陷中（图66，视频51）。

【穴名释义】公，正经为公；孙，旁支为孙。此穴是足太阴沟通足阳明经之络，故名公孙。

【刺灸法】直刺0.5～1寸，灸5～10分钟。

【功能】健脾利湿，通调肠胃。

【主治】胃痛，腹胀，呕吐，泄痢，痞积，消化不良，热病，黄疸，疟疾，水肿，癔病，癫痫，足痛无力等。

【按语】公孙系脾经之络穴，别走足阳明胃经，也是八脉交会穴之一，通冲脉，有理气宽膈、降痰除烦之功。配内关治疗太息胸闷、心烦喜呕、胃痛吐酸、疟疾等。

商丘（足太阴脾经）

【定位与取穴】垂足取穴。在内踝前下方凹陷中（图66，视频51）。

【穴名释义】商，在五行为金；丘，丘陵。此穴在似丘陵的内踝前，为脾经之经穴属金，故名商丘。

【刺灸法】直刺0.5～1寸；灸3～5分钟。

【功能】健脾利湿。

【主治】呃逆，呕吐，肠鸣，腹胀，消化不良，痢疾，泄泻，便秘，舌强、肿痛，足踝关节红肿、酸痛、麻痹等。

【按语】商丘系脾经之经穴，主要用于健脾利湿。配天枢、气海、足三里治疗急性腹痛泄泻，加配关元、脾俞、三焦俞治疗因脾阳运化失调所致的慢性腹泻。

三阴交（足太阴脾经）

【定位与取穴】仰卧或垂足取穴。在内踝尖上3寸，胫骨后缘凹陷中（图66，视频51）。

【穴名释义】三阴，三阴经；交，交会。此穴在内踝上3寸，是足三阴经交会处，故名三阴交。

【刺灸法】直刺1～1.5寸；灸5～15分钟。孕妇禁针。

【功能】健脾益气，调补肝肾。

【主治】胃痛，腹胀，消化不良，肠鸣，溏泄，黄疸，消渴，眩晕，失眠，阳痿，滑精，疝气，遗尿，尿血，小便不利，水肿，荨麻疹，阴部肿痛，神经衰弱，高血压，癥瘕，痛经，闭经，崩漏，带下，月经不调，子宫脱垂，胎衣不下，下肢肿痛、瘫痪、脚气等。

【按语】三阴交系足太阴脾经、足厥阴肝经和足少阴肾经之会穴，统治足三阴经所主治的病症。应用极为广泛，为治疗消化、生殖、泌尿系统疾病和妇产科疾病的主穴，亦为下肢病症的常用穴。

漏谷（足太阴脾经）

【定位与取穴】垂足取穴。在内踝尖上6寸，胫骨后缘凹陷中（图67，视频51）。

【穴名释义】漏，渗漏；谷，山谷，空洞。此穴在胫骨内侧后缘，凹陷处，主治小便淋沥、水肿，故名漏谷。

【刺灸法】直刺5～8分；灸3～5分钟。

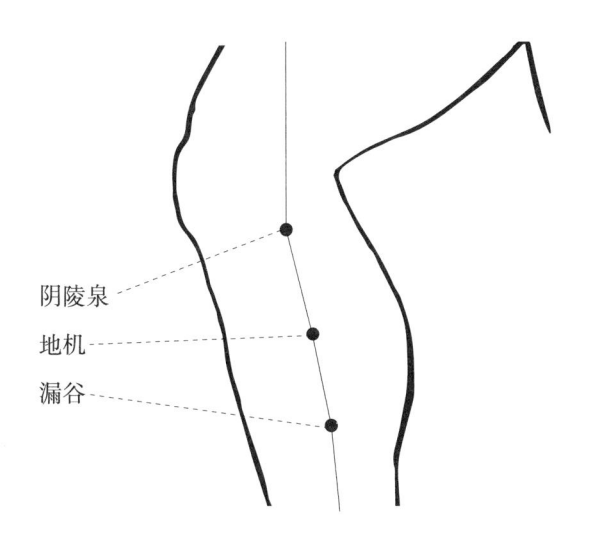

图67 下肢内侧腧穴2

【功能】健脾利湿。

【主治】肠鸣，腹胀，下肢肿痛、麻痹，脚气等。

阴陵泉（足太阴脾经）

【定位与取穴】仰卧或垂足取穴。在膝窝里面横纹头下2寸，胫骨头下缘凹陷中（图67，视频51）。

【穴名释义】阴陵，内侧丘陵；泉，水泉。此穴在膝关节隆起的内侧，如泉的凹陷中，故名阴陵泉。

【刺灸法】直刺1～2寸；灸5～15分钟。

【功能】健脾利湿，调补肝肾。

【主治】腹痛、胀满，水肿，泄泻，小便不利，遗精，遗尿，尿闭，月经不调，带下，阴痛，腿膝肿痛、麻痹等。

【按语】阴陵泉系脾经之合穴，也是下肢腧穴中较常用的经穴之一，主治脾肾二经证候，有温运中焦，清利下焦之功，故凡由中焦虚寒与下焦湿热所致的病症皆可选用此穴施治。配水道、中极、复溜治疗水肿。

地机（足太阴脾经）

【定位与取穴】垂足取穴。在阴陵泉下3寸，胫骨后缘凹陷中（图67，视频51）。

【穴名释义】地，土地；机，枢机。脾属土，此穴在膝下5寸，为膝关节和脾气转输之处，故名地机。

【刺灸法】直刺0.5~1寸；灸3~5分钟。

【功能】健脾利湿，调补肝肾。

【主治】胁满，腹胀，水肿，溏泄，小便不利，遗精，遗尿，癥瘕，痛经，带下，月经不调，下肢冷痛、麻痹等。

【按语】地机系脾经之郄穴，有健脾利湿、通经活血的作用。配肾俞、期门、中脘、中极、水道、复溜治疗肝脾不利，脾失健运所致之纳差、便溏、胁满腹胀、小便不利、水肿等症。配关元、归来、三阴交治疗气滞血凝之痛经、经闭及癥瘕等症。

血海（足太阴脾经）

【定位与取穴】垂足取穴。在髌骨（膝盖）内上缘上2寸，右掌心按左膝，左掌心按右膝时拇指尖尽处是穴（图68，视频51）。

【穴名释义】血，血液；海，水归聚之处。脾统血、摄血，此穴属脾经，有祛瘀血、生新血，调治一切血病的功能，故名血海。

【刺灸法】直刺1~1.5寸；灸5~15分钟。

【功能】调和气血，祛风利湿。

【主治】腹胀，湿疹，荨麻疹，贫血，闭经，崩漏，痛经，月经不调，阴部痒痛，脚气，腿膝肿痛、麻痹等。

第四章 下肢部腧穴

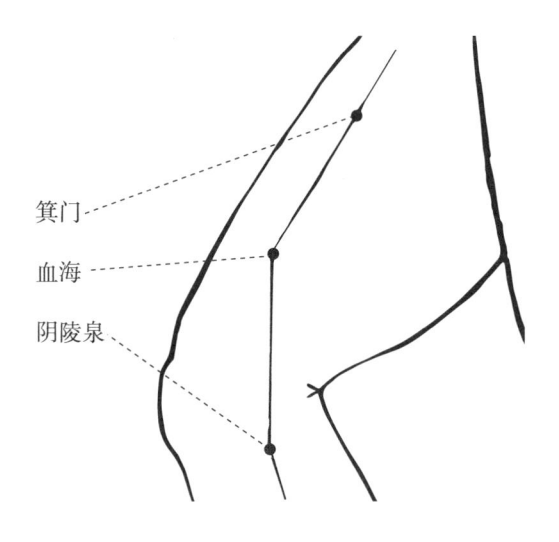

图68 下肢内侧腧穴3

【按语】血海又名百虫窝，有调和气血的作用。血分杂病，常选用此穴。此穴擅治妇科经血诸症，亦用于阴部瘙痒、湿疹、荨麻疹等皮肤风湿侵袭之症，古有"治风先治血，血行风自灭"之说。配三阴交、隐白、归来治疗脾失统摄的崩漏。配气穴、关元、三阴交治疗痛经、经闭。配曲池、合谷、足三里、三阴交治疗荨麻疹和皮肤瘙痒等症。

箕门（足太阴脾经）

【定位与取穴】外展屈膝取穴。在髌骨（膝盖）内上缘上8寸，两筋间凹陷中，外展屈膝时凹陷最明显（图68，视频51）。

【穴名释义】箕，簸箕；门，门户。此穴在膝髌内缘上8寸，外展屈膝两筋间似簸箕口的凹陷处，故名箕门。

【刺灸法】直刺1～1.5寸；灸3～5分钟。

【功能】健脾利湿。

【主治】小便不通，遗尿，阴囊湿疹，大腿肿痛、麻痹等。

涌泉（足少阴肾经）

【定位与取穴】仰卧屈足蜷指取穴。在足心前凹陷中（图69，视频52）。

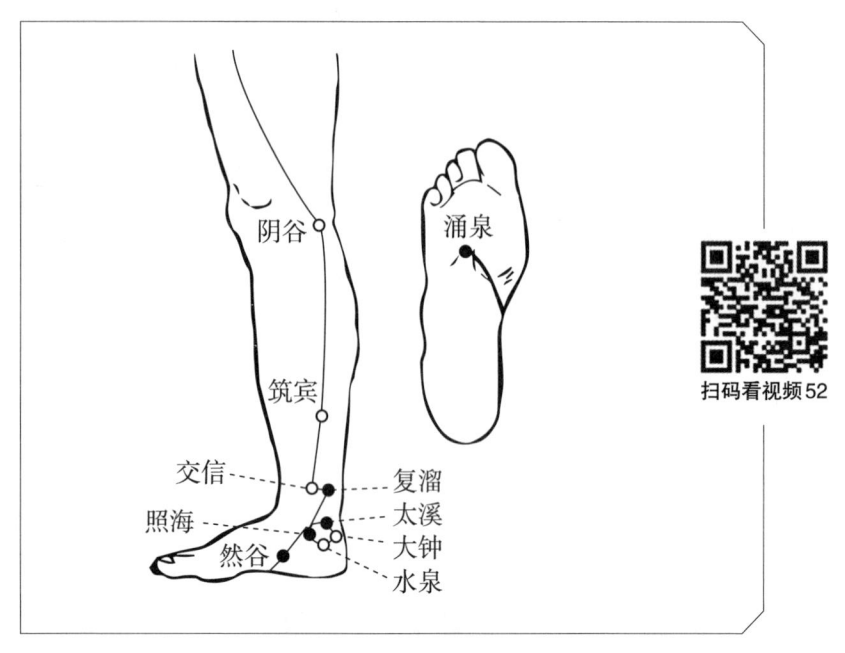

图69　下肢内侧腧穴4

【穴名释义】涌，涌出；泉，喷水之泉。此穴在足心，肾经脉气如泉水自此涌出，故名涌泉。

【刺灸法】直刺5～8分；灸3～5分钟。

【功能】清热醒神，交济心肾。

【主治】头痛，目眩，中风，昏迷，休克，身热，咽喉肿痛，小便不利，水肿，黄疸，小儿惊风，癫病，趾痛不能履地等。

【按语】涌泉系肾经之井穴，有开窍醒神，交济水火的作用。虚火上炎用之可壮水制火，实火炽盛能釜底抽薪，刺灸、按摩的功效可直达颠顶。配百会、人中、合谷治疗癫病。配颊车、翳风、合谷治疗咽喉肿痛。配人中、十宣、合谷治疗小儿惊风和休克。

然谷（足少阴肾经）

【定位与取穴】仰卧位取穴。在内踝前舟骨下凹陷中（图69，视频52）。

【穴名释义】然，然骨，今称舟骨；谷，山谷空洞。此穴在然骨下凹陷处，故名然谷。

【刺灸法】直刺5～8分；灸3～5分钟。

【功能】滋阴补肾，清热利湿。

【主治】咽喉肿痛，咳血，心痛，遗精，阳痿，泄痢，自汗，盗汗，消渴，小儿脐风，阴痒，月经不调，足跗肿痛，脚气等。

【按语】然谷系肾经之荥穴，既可滋阴清热，又可益火祛寒。配人中、合谷治疗小儿脐风。配肾俞、关元俞、关元治疗遗精、阳痿。

照海（足少阴肾经）

【定位与取穴】仰卧或垂足取穴。在内踝直下约1寸，距骨下凹陷中（图69，视频52）。

附注：《针灸甲乙经》记载："照海，阴跷脉所生，在足内踝下一寸。"《针灸大成》记载："照海，足内踝下四分。"在临床取穴时，内踝下4分很难找到凹陷处，而内踝下1寸正符合"前后有筋，上有踝骨，下有软骨，其穴居中"，根据临床应用，所以本书照海穴在内踝直下约1寸，距骨下凹陷中。

【穴名释义】照，明照；海，水归聚之处。此穴在肾经属水，内寓真阳，明照周身，故名照海。

【刺灸法】直刺5～8分；灸5～10分钟。

【功能】滋阴补肾，清热利湿。

【主治】遗尿，疝气，便秘，癫痫，瘾病，眩晕，失眠，咽喉肿痛，神经衰弱，阴痒，阴痛，子宫脱垂，带下，月经不调，半身不遂，瘫痪引起的足外翻等。

【按语】照海系阴跷脉之所生，八脉交会穴之一，通阴跷脉。有清心神、利咽喉、泄湿热的作用。配翳风、列缺、合谷治疗咽喉肿痛。配纠外翻、三阴交治疗瘫痪引起的足外翻。

太溪（足少阴肾经）

【定位与取穴】垂足取穴。在内踝尖后、脚跟上的大筋（跟腱）前凹陷中（图69，视频52）。

【穴名释义】太，大之甚也；溪，水沟。此穴在内踝后如溪的凹陷中，故名太溪。

【刺灸法】直刺5~8分；灸3~5分钟。

【功能】滋阴补肾，清热利湿。

【主治】咽喉肿痛，心痛，咳嗽，遗尿，尿频，浮肿，阳痿，遗精，耳聋，牙痛，失眠，膀胱炎，肾炎，神经衰弱，月经不调，下肢麻痹，足跟肿痛等。

【按语】太溪系肾经之输穴，又是原穴，可调治三焦，滋阴补肾。配水分、气海、水道治疗水湿泛滥，周身浮肿。配膀胱俞、中极、水道治疗尿路感染和膀胱炎。

大钟（足少阴肾经）

【定位与取穴】垂足取穴。在太溪下5分，跟腱内侧缘凹陷中（图69，视频52）。

【穴名释义】大，高大；钟，同锺、踵。此穴在足踵部，是肾藏精气之处，故名大钟。

【刺灸法】直刺3~5分；灸3~5分钟。

【功能】滋肾清肺。

【主治】咽喉肿痛，哮喘，咳血，尿闭，遗尿，痴呆，嗜卧，足跟肿痛等。

【按语】大钟系肾经之络穴，别走足太阳膀胱经。配关元、中极、三阴交治疗遗尿、尿闭。

水泉（足少阴肾经）

【定位与取穴】垂足取穴。在太溪下1寸凹陷中（图69，视频52）。

【穴名释义】水，肾属水；泉，喷泉。此穴在足跟，肾之经气如泉水由此上行，故名水泉。

【刺灸法】直刺3～5分；灸3～5分钟。

【功能】调补肝肾。

【主治】目视不明，小便不利，月经不调，经闭，痛经，子宫脱垂等。

【按语】水泉系肾经之郄穴。配提托、归来、关元、三阴交治疗子宫脱垂、经闭和痛经。

复溜（足少阴肾经）

【定位与取穴】垂足取穴。在太溪上2寸，跟腱前缘（图69，视频52）。

【穴名释义】复，复返；溜，同流。此穴在内踝之上，肾经在内踝往复返还溜行之处，故名复溜。

【刺灸法】直刺5～8分；灸3～5分钟。

【功能】滋阴补肾，清热利湿。

【主治】水肿，腹水，腹胀，泄痢，尿道感染，消渴，淋病，尿闭，舌干，视力减退，盗汗，自汗，肾炎，小儿麻痹后遗症，月经不调，足痿，小腿寒冷，下肢浮肿等。

【按语】复溜系肾经之经穴，有培补肾气之作用。治疗肾阴亏损，或水道不通，寒湿停滞或湿热下注。配水分、水道、中极治疗腹水和下肢浮肿。配合谷可止汗。

交信（足少阴肾经）

【定位与取穴】垂足取穴。在内踝尖上2寸，复溜前5分胫骨后缘（图69，视频52）。

【穴名释义】交，交会；信，信息。此穴与复溜相并、相交，并与三阴交互通信息，故名交信。

【刺灸法】直刺5～8分；灸3～5分钟。

【功能】调补肝肾。

【主治】睾丸肿痛，淋病，二便不利，痢疾，胫骨内侧痛，月经不调，经闭，崩漏，白带，子宫脱垂等。

【按语】交信系阴跷脉之郄穴。配中脘、归来、关元治疗子宫脱垂。

筑宾（足少阴肾经）

【定位与取穴】垂足取穴。在内踝尖上5寸，胫骨后约二横指（图69，视频52）。

【穴名释义】筑，建筑；宾，客也。此穴属肾经为主，又是阴维脉之郄为客，似在肾经上筑一宾馆，迎接阴维脉之来临，故名筑宾。

【刺灸法】直刺5～8分；灸3～5分钟。

【功能】调补肝肾，清热利湿。

【主治】癫痫，癔病，疝气，腹痛，遗尿，肾炎，膀胱炎，小腿酸痛、无力等。

【按语】筑宾系阴维脉之郄穴，又是足少阴肾经和阴维脉会穴。配肾俞、膀胱俞、中极治疗膀胱炎。

阴谷（足少阴肾经）

【定位与取穴】外展微屈膝取穴。在膝窝内侧横纹头，两筋（半腱肌腱与半膜肌腱）之间凹陷中（图69，视频52）。

【穴名释义】阴，阴经；谷，山谷，空洞。此穴在足少阴经腘横纹内侧两筋间空陷处，故名阴谷。

【刺灸法】直刺5～8分；灸3～5分钟。

【功能】调补肝肾，清热利湿。

【主治】阳痿，疝气，阴囊湿痒，小便频急，遗尿，尿闭，腹胀，崩漏，赤白带下，膝内侧痛等。

【按语】阴谷系肾经之合穴，有升举下焦、清利湿热之功。配水道、中极、复溜治疗小便短赤涩痛，加配关元、肾俞、上髎治疗白带过多、阴痒和阴囊湿疹。

大敦（足厥阴肝经）

【定位与取穴】伸趾取穴。在大趾外侧指甲角外约1分（图70，视频53）。

【穴名释义】大，盛大；敦，厚、高也。此穴在大趾外侧，肌肉丰厚之处，故名大敦。

【刺灸法】向上斜刺2～3分；灸5～10分钟。

【功能】清热醒神，固冲止崩，升举下陷。

【主治】小便频数，遗尿，腹胀，肿痛，失血，昏厥，疝气，茎中痛，阴部瘙痒，淋病，崩漏，子宫脱垂等。

【按语】大敦系肝经之井穴，长于调肝和血，并有清热利湿作用。配关元、归来、三阴交治疗月经过多和功能性子宫出血。配中注、四满、关元、三阴交治疗外阴湿疹瘙痒、淋病和疝气。

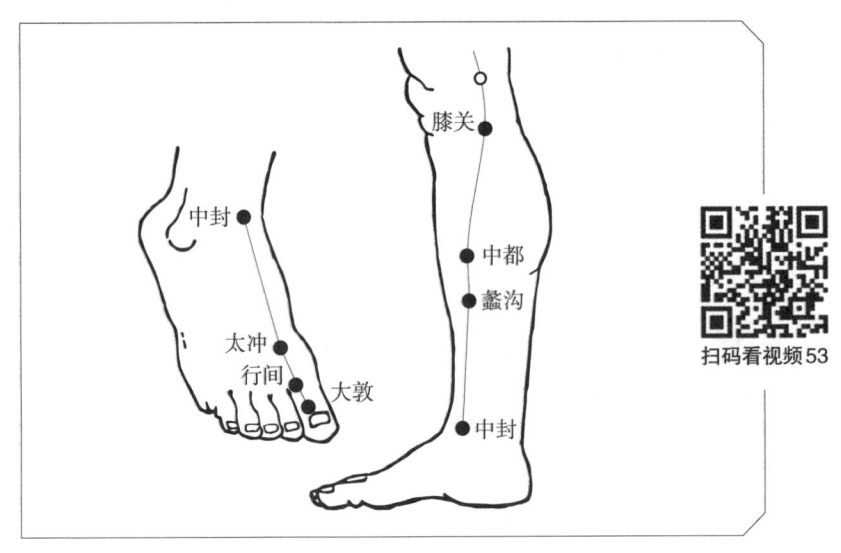

图70　下肢内侧腧穴5

行间（足厥阴肝经）

【定位与取穴】垂足取穴。在大趾和第二趾的趾缝纹头后凹陷中（图70，视频53）。

【穴名释义】行，通行；间，中间。此穴在大趾、次趾夹缝中间，是肝经所溜之荥，故名行间。

【刺灸法】直刺3～5分；灸5～10分钟。

【功能】疏肝理气，调经和血，镇惊止痛。

【主治】胸满、胁痛、善怒，目肿流泪，心痛，咳逆，呕血，胃痛、腹痛，癥病，癫痫，惊风，疝气，遗尿，尿血，尿闭，头痛，失眠，目眩，消渴，黄疸，神经衰弱，阴肿，崩漏，带下，痛经，月经不调，脚气等。

【按语】行间系肝经之荥穴，有理气活血、疏肝解郁的作用。配中脘、天枢、关元、足三里、三阴交治脘腹胀痛。配人中、合谷、三阴交治疗肝郁不舒，癥病和精神疾病。

太冲（足厥阴肝经）

【定位与取穴】垂足避开动脉取穴。在行间后1.5寸骨缝中（图70，视频53）。

【穴名释义】太，大之甚也；冲，冲动。此穴在足背太冲脉搏动处，"女子太冲脉盛，月事以时下，故有子"。肝经与冲脉有关，故名太冲。

【刺灸法】直刺3～5分；灸3～5分钟。

【功能】疏肝理气，调经和血，镇惊息风。

【主治】胸满，胁痛，癫病，惊风，头痛，失眠，口眼歪斜，溏泄，疝气，遗尿，尿闭，黄疸，高血压，淋病，阴肿，崩漏，赤白带下，月经不调，足痛、无力，足趾挛痛等。

【按语】太冲系肝经之输穴，亦是原穴，用以治疗寒滞厥阴，阴囊收缩，痛引少腹，或肝失藏血及肝经风热诸症。配关元、三阴交、隐白治疗功能失调性子宫出血。配中注、四满、关元治疗疝气和小腹痛。配人中、合谷治疗小儿惊风。

中封（足厥阴肝经）

【定位与取穴】跷足屈趾取穴。在内踝尖前大筋（胫骨前肌腱）后凹陷中（图70，视频53）。

【穴名释义】中，中间；封，封藏。足尖上跷，此穴在内踝与大筋中间，筋肉封藏处，故名中封。

【刺灸法】直刺3～5分；灸3～5分钟。

【功能】疏肝理气，清利下焦。

【主治】小腹肿痛，疝气，遗精，小便不利，淋病，疟疾，肝炎，踝关节肿痛等。

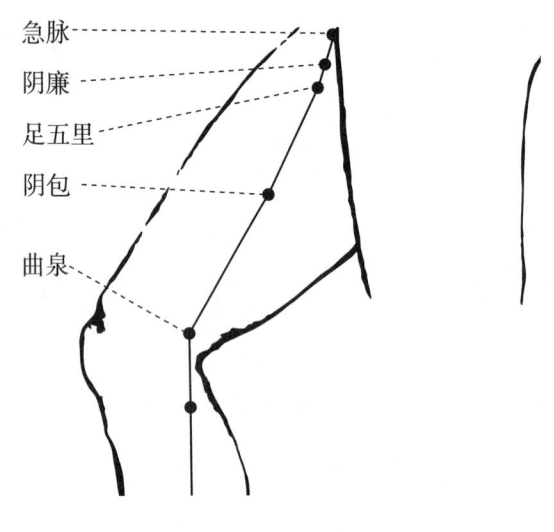

图71　下肢内侧腧穴6

【按语】中封系肝经之经穴，常用于治疗肝经湿热下注。配关元、曲骨、三阴交治疗湿热淋病和小腹痛。配解溪、丘墟治疗踝关节炎。

蠡沟（足厥阴肝经）

【定位与取穴】垂足取穴。在内踝尖上5寸，胫骨内侧缘（图70，视频53）。

【穴名释义】蠡，盛水之瓢；沟，水沟。此穴在胫骨内侧，似瓢勺的沟渠处，故名蠡沟。

【刺灸法】斜刺5~8分；灸3~5分钟。

【功能】疏肝理气，清利下焦。

【主治】疝气，小便肿痛，小便不利，会阴部湿痒，月经不调，赤白带下，子宫出血，下肢肿痛、麻痹等。

【按语】蠡沟系肝经之络穴，有疏肝解郁的作用，可治疗肝脾不和诸症。配关元、归来、三阴交、隐白治疗月经不调、功能性子宫出血和赤白带下。

中都（足厥阴肝经）

【定位与取穴】垂足取穴。在内踝尖上7寸，胫骨内侧缘（图70，视频53）。

【穴名释义】中，中间；都，都会，丰满。此穴在内踝与膝胫中间，肌肉丰满处，故名中都。

【刺灸法】斜刺5~8分；灸3~5分钟。

【功能】疏肝理气，固冲止崩。

【主治】小腹胀痛，痢疾，疝气，崩漏，赤白带下，月经不调等。

【按语】中都系肝经之郄穴。配中注、关元、三阴交、大敦治疗疝气和小腹胀痛。

膝关（足厥阴肝经）

【定位与取穴】屈膝取穴。在膝下2寸，脾经阴陵泉后1寸之沟中。左手虎口按住左侧胫骨嵴（右手按右侧）食指尽处是阴陵泉，中指尽处就是该穴（图70，视频53）。

【穴名释义】膝，膝关节；关，机关。此穴在膝内辅骨后，靠近膝关节，故名膝关。

【刺灸法】直刺1~1.5寸；灸3~5分钟。

【功能】通利关节。

【主治】腹痛，胀满，膝内痛，下肢肿痛、麻痹等。

曲泉（足厥阴肝经）

【定位与取穴】屈膝取穴。在髌骨（膝盖）内侧，膝窝里面横纹头之上凹陷中（图71，视频53）。

【穴名释义】曲，屈曲；泉，水泉。此穴屈膝在膝内腘窝横纹上似泉的凹陷处，故名曲泉。

【刺灸法】直刺1～1.5寸或透阳关；灸3～5分钟。

【功能】理气活血，清热除湿，舒筋利节。

【主治】小腹肿痛，疝气，阴股痛，遗精，阳痿，阴茎痛，小便不利，尿闭，阴部痒痛，癥瘕，月经不调，子宫脱垂，腿膝肿痛等。

【按语】曲泉系肝经之合穴，常用于治疗湿热下注之阴痒、溲难、小腹肿痛等病症，尚有升举下陷治疗阴挺的作用。配中脘、关元、足三里、三阴交治疗子宫脱垂。配中极、足五里、血海、足三里治疗外阴瘙痒和湿疹。

阴包（足厥阴肝经）

【定位与取穴】腿伸直或蹻足取穴。在膝内高骨（股骨内上髁）上4寸两筋（股内肌与缝匠肌）间（图71，视频53）。

【穴名释义】阴，阴经；包，包揽。此穴在股内廉，居足三阴经之间，能包揽三阴经和胞宫病候，故名阴包。

【刺灸法】直刺1～1.5寸；灸3～5分钟。

【功能】理气活血，通调下焦。

【主治】小便不利，遗尿，月经不调，下肢肿痛、麻痹等。

急脉（足厥阴肝经）

【定位与取穴】仰卧取穴。在胃经气冲下约1寸任脉旁2寸，平齐阴茎根上缘腹股沟处（图71，视频53）。

【穴名释义】急，急促；脉，动脉。此穴在阴茎旁，动脉冲动甚急之处，故名急脉。

【刺灸法】灸5～10分钟。

【功能】疏肝理气。

【主治】阴茎痛，疝气，小腹胀痛，股内侧痛，阴部肿痛，子宫脱垂等。

阴廉（足厥阴肝经）

【定位与取穴】仰卧避开动脉取穴。在胃经气冲下2寸，大腿根内侧动脉中（图71，视频53）。

【穴名释义】阴，会阴部；廉，边缘。此穴在股内廉，会阴部的外缘，故名阴廉。

【刺灸法】直刺3～5分；灸3～5分钟。

【功能】调经活血。

【主治】股内侧痛，月经不调等。

足五里（足厥阴肝经）

【定位与取穴】仰卧避开动脉取穴。在胃经气冲下3寸，大腿根内侧股动脉中（图71，视频53）。

【穴名释义】足，下肢；五，五数；里，里程。此穴在股内廉，居足厥阴经尽处前的第五位，故名足五里。

【刺灸法】直刺5～8分；灸3～5分钟。

【功能】通调下焦。

【主治】小腹胀满，遗尿，小便不通，阴囊湿痒等。

（二）下肢外侧腧穴

髀关（足阳明胃经）

【定位与取穴】仰卧屈膝取穴。在大腿根前面，平齐耻骨的横纹中央，两筋间凹陷中（图72，视频54）。

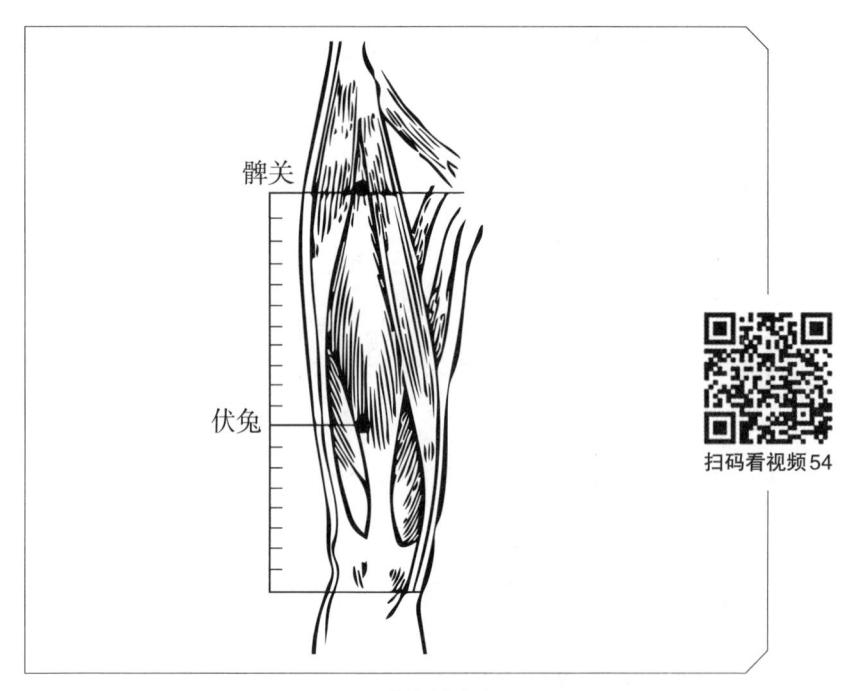

图72 下肢外侧腧穴1

【穴名释义】髀,股骨;关,关节。此穴在股骨关节处,下肢运动亦随之活动,故名髀关。

【刺灸法】直刺1~2寸;灸3~5分钟。

【功能】舒筋活络。

【主治】腿膝肿痛,不得屈伸,下肢麻痹、瘫痪等。

伏兔(足阳明胃经)

【定位与取穴】仰卧或正坐屈膝取穴。在髌骨(膝盖)外上缘上6寸起肉处(图72,视频54)。

【穴名释义】伏,潜伏;兔,动物。此穴在膝上,腿膝伸直绷紧,肌肉隆起,形如兔伏,故名伏兔。

【刺灸法】直刺1~2寸;灸3~5分钟。

【功能】疏经活络。

【主治】荨麻疹，脚气，腿膝冷痛，下肢麻痹等。

阴市（足阳明胃经）

【定位与取穴】仰卧或正坐屈膝取穴。在髌骨（膝盖）外上缘上3寸（图73，视频54）。

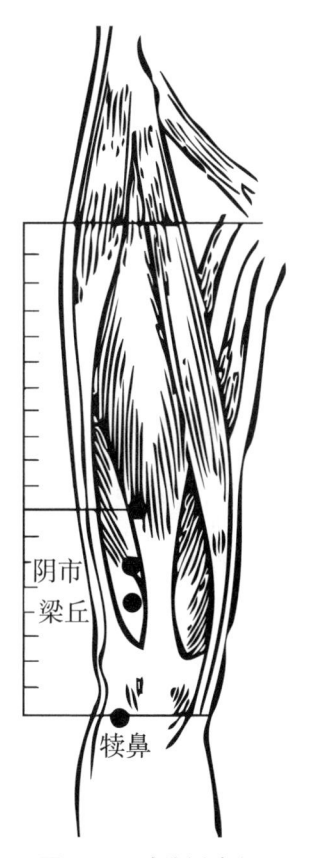

图73　下肢外侧腧穴2

【穴名释义】阴，阴寒；市，集市。此穴在足阳明经，是寒湿阴气聚集与治疗之处，故名阴市。

【刺灸法】直刺1～1.5寸；灸3～5分钟。

【功能】疏经利节。

【主治】消渴，腿膝肿痛，下肢麻痹，脚气等。

梁丘（足阳明胃经）

【定位与取穴】垂足取穴。在髌骨（膝盖）外上缘上2寸（图73，视频54）。

【穴名释义】梁同梁；丘，丘陵。此穴在膝上，腿膝伸直绷紧，肌肉隆起状如梁丘之处，故名梁丘。

【刺灸法】直刺1～1.5寸；灸5～10分钟。

【功能】疏肝和胃，通经活络。

【主治】胃痛，腹胀，胃酸过多，腿膝肿痛，下肢麻痹等。

【按语】梁丘系足阳明胃经之郄穴，与足三里同是治疗胃病的有效常用穴，但梁丘擅长治疗胃酸过多，足三里擅长治疗胃酸缺乏。配中脘、内关、公孙治疗胃酸过多和胃溃疡。

犊鼻（足阳明胃经）

【定位与取穴】屈膝垂足取穴。在髌骨（膝盖）前外侧凹陷中（图73，视频54）。

【穴名释义】犊，小牛；鼻，鼻子。此穴在膝下外膝眼状如牛鼻之处，故名犊鼻。

【刺灸法】向血海斜刺1～1.5寸；灸10～15分钟。

【功能】通利关节。

【主治】脚气，膝关节肿痛、麻木、屈伸不利等。

【按语】犊鼻因于髌骨韧带外侧之深陷中，形似牛犊鼻孔故名。亦称外膝眼，为治疗膝关节疾患的主穴。配鹤顶、梁丘、血海、阴陵泉、阳陵泉、足三里治疗膝关节炎。

足三里（足阳明胃经）

【定位与取穴】屈膝垂足取穴。在犊鼻下3寸，大骨（胫骨脊）外缘凹陷中（图74，视频54）。

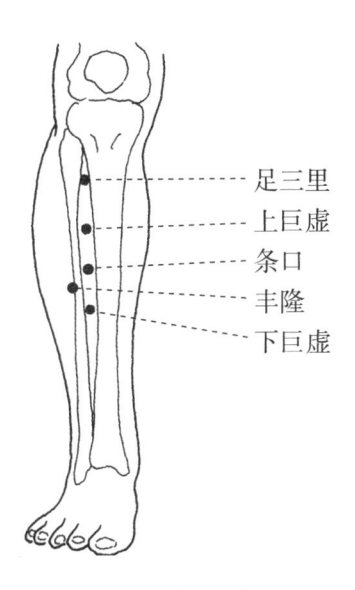

图74 下肢外侧腧穴3

【穴名释义】足，下肢；里，里程。一里为1寸，此穴在膝下3寸，故名足三里。

【刺灸法】直刺1～1.5寸；灸10～15分钟。

【功能】调理脾胃，疏通经络，镇痉止痛。

【主治】胃痛，腹胀，胃酸缺乏，呕吐，泄痢，肠鸣，便秘，消化不良，水肿，神经衰弱，急、慢性胃肠炎，下肢肿痛、麻痹，痹症，瘫痪等。

【按语】足三里系胃经之合穴，主治范围很广，为四总要穴之一，是治疗胃肠疾患的常用穴。配中脘治疗急、慢性胃痛，常获显效。配中脘、天枢、气海治疗急、慢性胃肠炎，消化不良等病。配环跳、阳陵泉、悬钟治疗下肢瘫痪、小儿麻痹后遗症、风湿痹症等。30岁以上的人，常灸此穴，可以保健。

上巨虚（足阳明胃经）

【定位与取穴】屈膝垂足取穴。在足三里下3寸，筋骨之间凹陷中（图74，视频54）。

【穴名释义】上，上端；巨虚，巨大空虚。屈膝垂足，此穴在胫骨外缘，长条肌肉巨大空隙上方，故名上巨虚。

【刺灸法】直刺1～1.5寸；灸5～10分钟。

【功能】调理肠道，疏经活络。

【主治】胃痛，腹痛，腹胀，便秘，痢疾，肠痈，消化不良，结肠炎，下肢肿痛、麻痹、瘫痪等。

【按语】上巨虚又名上廉，系大肠之下合穴，是治疗肠道疾病的主穴。配天枢治疗结肠炎引起之急性腹痛。配天枢、内关、曲池、公孙治疗痢疾、腹胀、腹痛。

下巨虚（足阳明胃经）

【定位与取穴】垂足取穴。在上巨虚下3寸，筋骨之间凹陷中（图74，视频54）。

【穴名释义】下，下端；巨虚，巨大空隙。屈膝垂足，此穴在胫骨外缘，长条肌肉巨大空隙下方，故名下巨虚。

【刺灸法】直刺1～1.5寸；灸5～10分钟。

【功能】疏经活络，调理胃肠。

【主治】胸胁胀痛，泄痢，急、慢性肠炎，下肢肿痛、瘫痪等。

【按语】下巨虚又名下廉，系小肠之下合穴，是治疗下腹部疼痛的主穴。配中脘、关元能增强小肠的分清降浊作用，治疗消化不良的水泻。配天枢治疗急性肠炎。

条口（足阳明胃经）

【定位与取穴】垂足取穴。在上巨虚下2寸，筋骨之间凹陷中（图74，视频54）。

【穴名释义】条，狭长为条；口，缺口。屈膝垂足，此穴在胫骨外缘，长条肌肉如口状的凹陷中间，故名条口。

【刺灸法】直刺1～1.5寸或透承山；灸5～10分钟。

【功能】疏经活络。

【主治】腹痛，肩关节周围炎，下肢肿痛、麻痹等。

【按语】条口常用于小腿部外经病，其远距离治疗的特点是能缓解肩关节周围的肌肉挛痛。配肩髃、肩髎、天宗治疗肩关节周围炎。

丰隆（足阳明胃经）

【定位与取穴】仰卧或垂足取穴。在外踝尖（上8寸）与膝窝外面横纹之间，大骨（胫骨）外约二横指两筋间隙中（图74，视频54）。

【穴名释义】丰，丰满；隆，隆起。此穴在胫骨外侧肌肉丰满隆起之处，故名丰隆。

【刺灸法】直刺1～1.5寸；灸5～10分钟。

【功能】祛痰降逆，疏经活络。

【主治】头痛，目眩，癔病，精神病，癫痫，咳嗽，哮喘，腹痛，痢疾，便秘，下肢肿痛，中风，瘫痪等。

【按语】丰隆系胃经之络穴，别走足太阴脾经，长于降逆祛痰，凡呼吸系统疾患痰多者必加丰隆。配曲池、内关治疗高血压。配膻中治疗癫痫。

解溪（足阳明胃经）

【定位与取穴】仰卧取穴。在脚踝前面（脚背与小腿交界处）横纹正中，两筋间凹陷处（图75，视频54）。

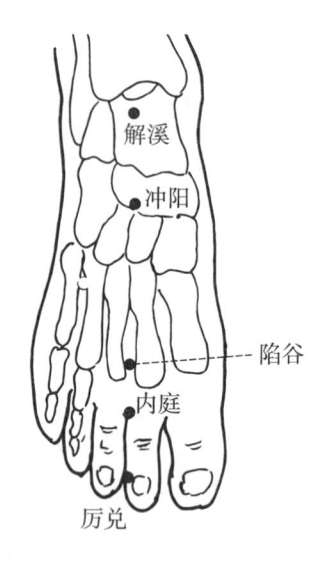

图75 下肢外侧腧穴4

【穴名释义】解，解脱；溪，水沟。此穴在足踝关节两筋间似溪的凹陷中，系解鞋带处，故名解溪。

【刺灸法】直刺5～8分；灸5～15分钟。

【功能】通调肠胃，疏筋利节。

【主治】头痛，面肿，腹胀，便秘，踝关节炎，足腕下垂、肿痛，下肢麻痹等。

【按语】解溪系胃经之经穴，主要用于踝关节疾患。配丘墟、商丘治疗踝关节痛。

冲阳（足阳明胃经）

【定位与取穴】垂足避开动脉取穴。在解溪前1寸，是背动脉凹陷中（图75，视频54）。

【穴名释义】冲，冲动，冲要；"阳"，阳经。此穴在足背高骨动脉处，是胃气运行的重要通道，故名冲阳。

【刺灸法】直刺2~3分；灸3~5分钟。

【功能】健脾利湿，疏风通络。

【主治】头面浮肿，牙痛，口眼㖞斜，水肿，胃痛，腹胀，不思食，精神病，足背肿痛，足麻、无力等。

【按语】冲阳系胃经之原穴。配中脘、足三里治疗胃痛。

内庭（足阳明胃经）

【定位与取穴】仰卧或垂足取穴。在足背，第二趾、第三趾的趾缝纹头后凹陷中（图75，视频54）。

【穴名释义】内，里边；庭，庭室。此穴在第二趾、第三趾间如内室的凹陷处，故名内庭。

【刺灸法】直刺3~5分；灸5~10分钟。

【功能】调理胃肠，祛风活络，清热镇痛。

【主治】胃痛，腹胀，痢疾、便秘，肠痛，牙痛，龈肿，口眼㖞斜，鼻衄，喉痹，脚背红肿疼痛等。

【按语】内庭系胃经之荥穴。配颊车、地仓、下关治疗口眼㖞斜。

陷谷（足阳明胃经）

【定位与取穴】垂足取穴。在足背，内庭后约二横指，第二、第三跖趾关节后凹陷中（图75，视频54）。

【穴名释义】陷，凹陷；谷，山谷，空洞。此穴在第二、第三跖趾关节后凹陷处，故名陷谷。

【刺灸法】直刺3~5分；灸5~10分钟。

【功能】健脾利湿，疏风通络。

【主治】头面浮肿，水肿，腹痛，脚背肿痛，足麻、无力等。

【按语】陷谷系胃经之输穴。配下关、颧髎治疗面部浮肿。

厉兑（足阳明胃经）

【定位与取穴】伸趾取穴。在第二趾外侧趾甲角外约1分（图75，视频54）。

【穴名释义】厉，月在戊为厉，胃属戊土；兑，为正西属金。此穴是足阳明经之井属金，故名厉兑。

【刺灸法】斜刺1~2分或点刺出血；灸3~5分钟。

【功能】清热利湿，通调肠胃。

【主治】胸满，胃痛，腹胀，水肿，便秘，鼻衄，喉肿，尸厥，口噤，晕厥，热病汗不出，黄疸，足痛，趾肿等。

【按语】厉兑系胃经之井穴。配合谷、风池治疗热病汗不出。配十宣、人中治疗昏厥。

承扶（足太阳膀胱经）

【定位与取穴】俯卧屈膝取穴。在臀下横纹中央，大筋外侧凹陷中（图76，视频55）。

【穴名释义】承，承受；扶，扶护。此穴在臀下横纹中，有承受上身扶护下肢之功，故名承扶。

【刺灸法】直刺1~2寸；灸5~10分钟。

【功能】疏经活络。

【主治】腰臀酸痛，二便不利，痔疮，坐骨神经痛，下肢酸痛、麻痹等。

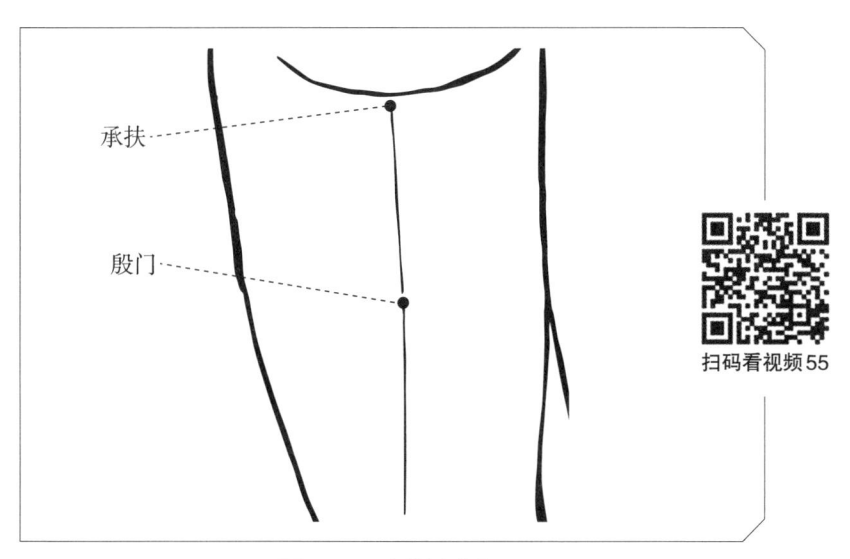

图76　下肢外侧腧穴5

殷门（足太阳膀胱经）

【定位与取穴】俯卧屈膝取穴。在承扶下6寸两筋之间（图76，视频55）。

【穴名释义】殷，丰厚；门，门户。此穴在大腿后面肌肉丰满肥厚处，是膀胱经脉气通行之门，故名殷门。

【刺灸法】直刺1～1.5寸；灸5～10分钟。

【功能】疏通经络。

【主治】腰脊强痛，坐骨神经痛，下肢酸痛、麻痹等。

委中（足太阳膀胱经）

【定位与取穴】俯卧避开动脉取穴。在腘窝横纹中央，动脉侧凹陷中（图77，视频55）。

【穴名释义】委，曲也；中，正中。此穴屈膝在腘窝横纹中央，故名委中。

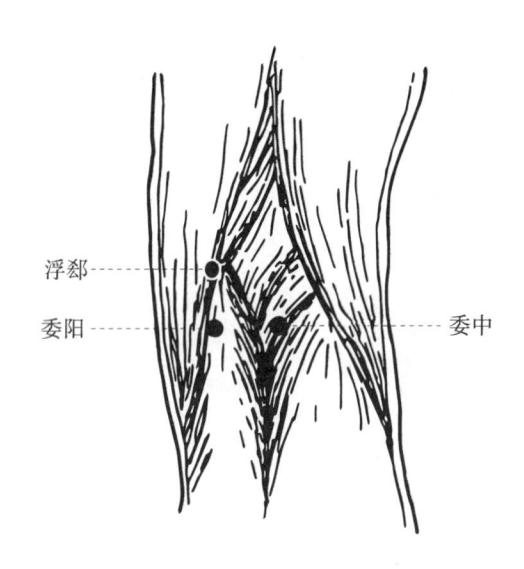

图77 下肢外侧腧穴6

【刺灸法】直刺1～1.5寸或点刺出血。

【功能】清热散邪，舒筋利节。

【主治】腰背痛，膝肿痛，腹痛吐泻，下肢挛痛、麻痹等。

【按语】委中系膀胱经之合穴，是有名的四总穴之一，为治疗腰背病症的主穴。配肾俞、关元俞治疗腰痛。配尺泽点刺出血治疗暑热和腹痛吐泻。

委阳（足太阳膀胱经）

【定位与取穴】屈膝取穴。在膝窝横纹外侧端，两筋间凹陷中（图77，视频55）。

【穴名释义】委，曲也；阳，阳经，外侧。此穴屈膝在委中之外侧，故名委阳。

【刺灸法】直刺1～1.5寸；灸3～5分钟。

【功能】舒筋利节。

【主治】腰痛，小便不利，腹痛，下肢挛痛、麻痹等。

【按语】委阳系三焦下合穴。配中脘、天枢、阿是穴治疗腹痛。配秩边、承山、三阴交治疗腓肠肌痉挛。

浮郄（足太阳膀胱经）

【定位与取穴】微屈膝取穴。在委阳内上方1寸，两筋之间凹陷中（图77，视频55）。

【穴名释义】浮，浅浮；郄，孔隙。此穴在委阳上1寸，经气从承扶顺流直下，至此而浅浮，故名浮郄。

【刺灸法】直刺1～1.5寸；灸3～5分钟。

【功能】舒筋利节。

【主治】腹痛，吐泻，腿膝挛痛，下肢麻痹等。

合阳（足太阳膀胱经）

【定位与取穴】俯卧取穴。在委中下2寸，分肉间凹陷中（图78，视频55）。

【穴名释义】合，会合；阳，太阳。足太阳经两条支脉会于腘中，至此合行向下，故名合阳。

【刺灸法】直刺1～1.5寸；灸5～10分钟。

【功能】舒筋利节。

【主治】腰脊强痛，功能失调性子宫出血，下肢酸痛、麻痹等。

承筋（足太阳膀胱经）

【定位与取穴】俯卧取穴。在委中下5寸，小腿肚中央（图78，视频55）。

【穴名释义】承，承受；筋，经筋。此穴在腓肠足太阳经筋所结之

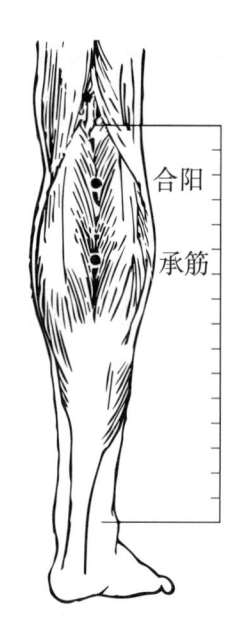

图78 下肢外侧腧穴7

处，能承受全身重力，故名承筋。

【刺灸法】直刺1～1.5寸；灸5～10分钟。

【功能】舒筋利节。

【主治】腰痛，便秘，下肢酸痛、麻痹、转筋、抽筋等。

承山（足太阳膀胱经）

【定位与取穴】俯卧取穴。在委中（下8寸）与外踝尖之间凹陷中。用力提脚跟，向后翘脚尖，人字形凹陷最明显（图79，视频55）。

【穴名释义】承，承受；山，高山。此穴在丰肉似山的腨肠下，能承受全身重力，故名承山。

【刺灸法】直刺1～2寸；灸5～10分钟。

【功能】舒筋利节。

【主治】腰痛，痔疮，脱肛，便秘，脚气，足跟肿痛，坐骨神经痛，下肢肿痛、麻痹、瘫痪、转筋、抽筋等。

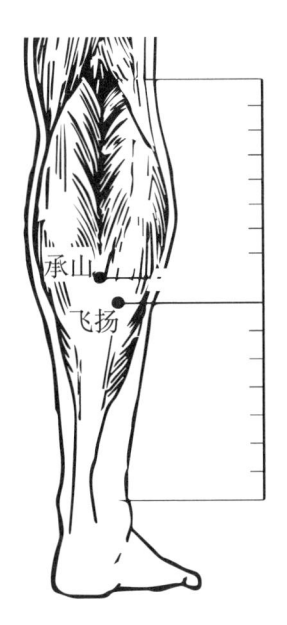

图79 下肢外侧腧穴8

【按语】承山功同委中，但偏于治疗小腿转筋及肛门病症。配会阳、长强、大肠俞治疗脱肛、痔疮等。配关元俞、阿是穴、手小节治疗腰背扭伤之疼痛。

飞扬（足太阳膀胱经）

【定位与取穴】俯卧蜷足取穴。在承山外下方约1寸，昆仑上7寸，两筋间凹陷中（图79，视频55）。

【穴名释义】飞，飞翔；扬，举也。此穴为足太阳之络，可沟通少阴经与阳跷脉，有助跑跳捷步如飞之功，故名飞扬。

【刺灸法】直刺1～1.5寸；灸5～10分钟。

【功能】疏经活络。

【主治】腰痛，痔疮，膀胱炎，下肢麻痹、肿痛、抽筋等。

【按语】飞扬系膀胱经之络穴，别走足少阴肾经。配秩边、环跳、承山治疗下肢麻木和坐骨神经痛。

昆仑（足太阳膀胱经）

【定位与取穴】垂足取穴。在外踝尖后、脚跟上的大筋（跟腱）前凹陷中（图80，视频55）。

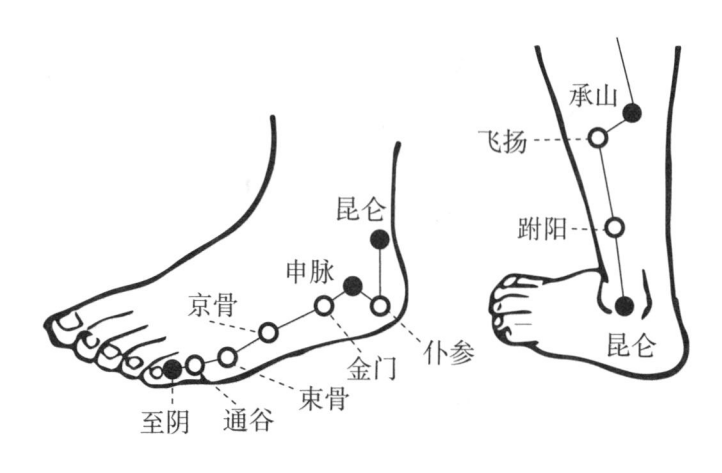

图80 下肢外侧腧穴9

【穴名释义】昆仑，高山名。此穴在似高山的外踝尖后，故名昆仑。

【刺灸法】直刺0.5～1寸；灸5～10分钟。

【功能】舒筋利节，解表散寒。

【主治】头痛，项强，腰背强痛，坐骨神经痛，阴部肿痛，难产，胎衣不下，足跟肿痛，脚气，下肢瘫痪、麻痹等。

【按语】昆仑系膀胱经之经穴，有疏通经络的作用。配肾俞、关元俞、阿是穴治疗腰背痛。配次髎、会阳、曲骨治疗阴部肿痛。

跗阳（足太阳膀胱经）

【定位与取穴】俯卧或垂足取穴。在昆仑上3寸，筋骨之间（图80，视频55）。

【穴名释义】跗，跗骨；阳，外侧，阳经。此穴在跗骨上方之外侧，故名跗阳。

【刺灸法】直刺1～1.5寸；灸5～10分钟。

【功能】舒筋利节。

【主治】腰痛，下肢酸痛、瘫痪，外踝肿痛，脚气等。

【按语】跗阳系阳跷脉之郄穴。配秩边、环跳、飞扬治疗下肢外侧疼痛、麻木等症。

仆参（足太阳膀胱经）

【定位与取穴】垂足取穴。在昆仑直下约2寸，跟骨下赤白肉际凹陷中（图80，视频55）。

【穴名释义】仆，侍从；参，参见。此穴在跟骨外侧，仆人参见下跪时显露之处，故名仆参。

【刺灸法】直刺3～5分；灸3～5分钟。

【功能】疏经活络，开窍醒神。

【主治】晕厥，癫痫，精神病，脚气，足跟肿痛，下肢麻痹等。

【按语】仆参系阳跷脉之本，功同昆仑，但有治疗癫痫、晕厥、精神病等作用。配承山、飞扬、昆仑、太溪治疗足跟肿痛不得着地。配人中、合谷、太冲治疗癫狂症。

申脉（足太阳膀胱经）

【定位与取穴】垂足取穴。在外踝直下，赤白肉际凹陷中（图80，视频55）。

附注：《针灸大成》记载申脉在"外踝下五分陷中，容爪甲白肉际"；《铜人腧穴针灸图经》《针灸资生经》记载在"外踝下陷中，容爪甲白肉际"。根据临床应用，外踝下5分，针刺浅感应小，进针深感应向胆经侠溪的方向传导，只有在外踝直下赤白肉际处取穴，针感沿小趾外侧传导。所以本书定申脉穴在外踝直下赤白肉际凹陷中。

【穴名释义】申，申时；脉，经脉。此穴在足太阳膀胱经，气血申时流注于本脉，故名申脉。

【刺灸法】直刺0.5～1寸；灸5～10分钟。

【功能】祛散风寒，疏经活络。

【主治】头痛，眩晕，热病恶寒，癫痫，癔病，精神疾病，腰腿酸痛，下肢麻木、无力、瘫痪等。

【按语】申脉系阳跷脉之所生，为八脉交会穴之一，通阳跷脉。配后溪治疗感冒、眩晕、癫痫等病。配悬钟、环跳治疗半身不遂之腿、脚不收和足内翻。

金门（足太阳膀胱经）

【定位与取穴】垂足取穴。在第五跖骨粗隆后方，赤白肉际凹陷中（图80，视频55）。

【穴名释义】金，申支属金；门，门户。此穴在膀胱经，申时气血注此，为经气通行之门，故名金门。

【刺灸法】直刺3～5分；灸3～5分钟。

【功能】清热散风。

【主治】昏厥，瘫痪，惊风，腿痛，转筋，麻痹等。

【按语】金门系膀胱经之郄穴，阳维脉之所生。配人中、合谷、中冲治疗昏厥和小儿惊风。

京骨（足太阳膀胱经）

【定位与取穴】伸趾取穴。在第五跖骨粗隆前下方，赤白肉际凹陷中（图80，视频55）。

【穴名释义】京骨，小趾外侧本节后大骨，谓之京骨。此穴在京骨后，故名京骨。

【刺灸法】直刺3～5分；灸3～5分钟。

【功能】清热散风，疏经活络。

【主治】头痛，项强，目痛，眩晕，心痛，腰胯酸痛，腿脚挛痛等。

【按语】京骨系膀胱经之原穴，有疏经络、通心脉的作用。配风池、后溪、阿是穴治疗头痛、项背强痛。配心俞、内关、膻中治疗心痛。

束骨（足太阳膀胱经）

【定位与取穴】垂足取穴。在第五跖骨小头后下方，赤白肉际凹陷中（图80，视频55）。

【穴名释义】束骨，小趾外侧本节，谓之束骨。此穴在束骨后，故名束骨。

【刺灸法】直刺3～5分；灸3～5分钟。

【功能】清热散风，疏经活络。

【主治】头痛，项强，目赤，目眩，目黄，耳聋，腰痛，小腿酸痛、抽筋等。

【按语】束骨系膀胱经之输穴，有清热利湿之功。配肝俞、胆俞、期门、中脘、阳陵泉治疗身热、目黄。

足通谷（足太阳膀胱经）

【定位与取穴】屈趾取穴。在第五跖趾关节前下方，横纹头凹陷中（图80，视频55）。

【穴名释义】通，通行；谷，山谷。此穴在小趾本节前陷中，足太阳所溜之荥，故名通谷。

【刺灸法】向下斜刺3～5分；灸3～5分钟。

【功能】清热散风，疏经活络。

【主治】头痛，目眩，颈项强痛，足趾肿痛等。

【按语】足通谷系膀胱经之荥穴，可疏风清热。配申脉、天柱、攒竹、太阳治疗头痛目眩。

至阴（足太阳膀胱经）

【定位与取穴】伸趾取穴。在小趾外侧，趾甲角外约1分（图80，视频55）。

【穴名释义】至，到也；阴，阴经。此穴在小趾外侧端，足太阳经终止而交至少阴经，故名至阴。

【刺灸法】向下斜刺1～2分或点刺出血；灸3～5分钟。孕妇禁针。

【功能】清热散风，通利下焦。

【主治】头痛，眩晕，目痛，鼻塞，遗精，尿闭，滞产，难产，胞衣不下，胎位不正等。

【按语】至阴系膀胱经之井穴，是远距离取穴（上病取下）的常用穴，头、面诸疾均可选配此穴；灸本穴尚有矫正胎位的作用。配风池、瞳子髎、攒竹治疗头痛、目痛。

居髎（足少阳胆经）

【定位与取穴】仰卧取穴。在髂前上棘与股骨头（大转子最高点）之间凹陷中（图81，视频56）。

【穴名释义】居，蹲也；髎，同窌，骨之空隙。此穴在股骨上，蹲坐时软肉空陷处，故名居髎。

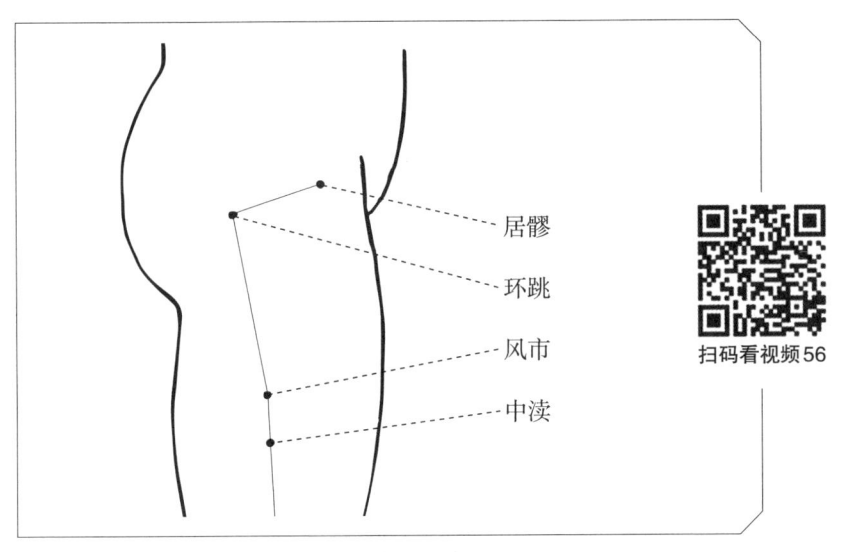

图81　下肢外侧腧穴10

【刺灸法】直刺1～2分；灸5～10分钟。

【功能】清利湿热，舒筋利节。

【主治】腰胯酸痛，髋关节炎，膀胱炎，下肢肿痛、瘫痪等。

【按语】居髎系足少阳胆经和阳跷脉之会穴。配关元俞、腰眼、环跳、风市治疗腰胯肿痛。

环跳（足少阳胆经）

【定位与取穴】侧卧下腿伸直，上腿弯曲取穴。在股骨头（大转子最高点）后上方约2寸凹陷中（图81，视频56）。

【穴名释义】环，同镮；跳，跳跃。此穴在股骨大转子后上方，侧卧伸下足，屈上足环形凹陷处，人的下肢屈伸跳跃，全仗此骨为枢纽，故名环跳。

【刺灸法】直刺2～3分；灸5～10分钟。

【功能】祛风利湿，舒筋利节。

【主治】腰胯酸痛，荨麻疹，风寒湿痹，髋关节炎，坐骨神经痛，下肢肿痛、麻痹、瘫痪，半身不遂等。

【按语】环跳系足少阳胆经和足太阳膀胱经之会穴，能通经活络、除湿散寒，为治疗下肢和腰背痛常用穴。配胞肓、秩边、承山治疗坐骨神经痛。

风市（足少阳胆经）

【定位与取穴】仰卧取穴。在大腿外侧正中线，膝窝外面横纹头（上7寸）与臀下横纹头之间，两筋间（图81，视频56）。

【穴名释义】风，风邪；市，聚集之处。此穴在股外侧，是风邪侵袭与治疗之处，故名风市。

【刺灸法】直刺1～1.5寸；灸5～10分钟。

【功能】祛风利湿，疏经活络。

【主治】风寒湿痹，荨麻疹，全身瘙痒，神经性皮炎，下肢肿痛、麻痹、瘫痪，半身不遂，脚气等。

【按语】风市有祛风湿、壮筋骨的作用。配环跳、阳陵泉、足三里、三阴交、申脉治疗风寒湿所致之下肢肿痛和麻痹。配曲池、合谷、血海、足三里、三阴交治疗荨麻疹和皮肤瘙痒症。

中渎（足少阳胆经）

【定位与取穴】仰卧取穴。在大腿外侧，膝窝外面横纹头上五寸，两筋间（图81，视频56）。

【穴名释义】中，中间；渎，水之大川。此穴在足太阳、阳明两经中间，经气由此流注，故名中渎。

【刺灸法】直刺1～1.5寸；灸5～10分钟。

【功能】疏经活络。

【主治】腿膝酸痛，下肢瘫痪，半身不遂等。

膝阳关（足少阳胆经）

【定位与取穴】屈膝取穴。在髌骨（膝盖）外侧，膝窝外面横纹头之上凹陷中（图82，视频56）。

【穴名释义】阳，外为阳；关，关节。此穴在膝关节外侧，主治膝关节屈伸不利，故名阳关。

【刺灸法】直刺1～2寸或透曲泉。

【功能】舒筋利节，温经散寒。

【主治】膝部红肿、疼痛、拘挛，下肢冷痛、麻痹，半身不遂等。

【按语】膝阳关又名寒府，长于祛下肢寒湿，是治疗膝部肿痛的常用穴。配梁丘、膝眼、足三里治疗膝关节炎。

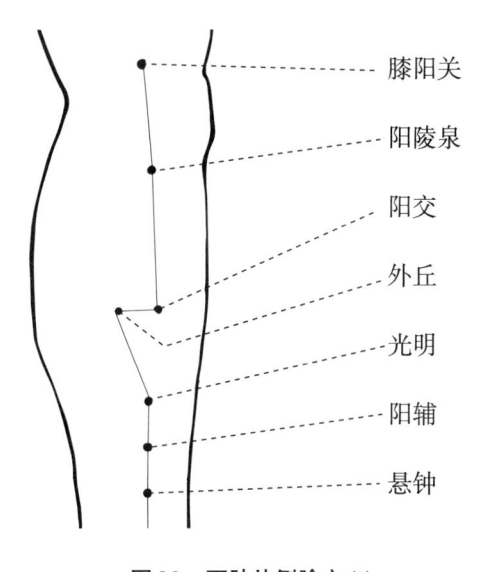

图82　下肢外侧腧穴11

阳陵泉（足少阳胆经）

【定位与取穴】屈膝或垂足取穴。在膝窝外面横纹头下2寸，腓骨小头前下方凹陷中（图82，视频56）。

【穴名释义】阳陵，外侧丘陵；泉，水泉。此穴在膝关节外侧，如丘的腓骨小头下方，似泉的凹陷中，故名阳陵泉。

【刺灸法】直刺1～1.5寸；灸10～15分钟。

【功能】清泄肝胆，舒筋利节。

【主治】胸满，胁痛，黄疸，呕吐，全身痉挛，腰痛，坐骨神经痛，肋间神经痛，肝炎，胆囊炎，高血压，膝部红肿，下肢肿痛、瘫痪，半身不遂，小儿麻痹后遗症等。

【按语】阳陵泉系胆经之合穴，也是八会穴中之筋会，有疏肝胆、清湿热、舒筋利节的作用，是临床极为常用的腧穴。配肝俞、胆俞、期门、日月、中脘、内关、足三里治疗胆囊炎。配曲池、外关、合谷、环跳、三阴交治疗四肢痉挛。

阳交（足少阳胆经）

【定位与取穴】垂足或屈膝取穴。在外踝尖上7寸，腓骨前缘两筋间（图82，视频56）。

【穴名释义】阳交，有交会阳维脉、外丘和胃经的含义，阳交应在外丘和胃经之间，外丘在阳交后外方。所以本书阳交穴在外踝尖上7寸腓骨前缘，外丘穴在腓骨后缘。

【刺灸法】直刺1～1.5寸；灸3～5分钟。

【功能】疏经活络。

【主治】胸满，胁痛，面肿，坐骨神经痛，下肢酸痛、瘫痪等。

【按语】阳交系阳维脉之郄穴。配阳陵泉、悬钟、丘墟治疗下肢外侧酸痛。

外丘（足少阳胆经）

【定位与取穴】垂足取穴。在外踝尖上7寸腓骨后缘，阳交（后约一横指）与膀胱经飞扬之间（图82，视频56）。

【穴名释义】外，外侧；丘，丘陵。此穴在阳交后外方，健步用力此处丰肉隆起如丘，故名外丘。

【刺灸法】直刺1～1.5寸；灸3～5分钟。

【功能】疏经活络。

【主治】颈项强痛，胸胁胀痛，坐骨神经痛，腿痛、麻痹、瘫痪，脚气等。

【按语】外丘系胆经之郄穴。配风池，风门、肩井治疗颈项强痛。

光明（足少阳胆经）

【定位与取穴】垂足取穴。在外踝尖上5寸，腓骨前缘两筋间（图82，视频56）。

【穴名释义】光，光亮；明，光明。此穴为胆经之络，肝胆相表里，肝开窍于目，有使患眼恢复光明之功，故名光明。

【刺灸法】直刺1～1.5寸；灸3～5分钟。

【功能】清热散风，疏经活络。

【主治】目痛不明，热病汗不出，头痛，青光眼，视神经萎缩，下肢肿痛、麻痹等。

【按语】光明系胆经之络穴，别走足厥阴肝经，有清肝明目之功。配风池、瞳子髎、攒竹、内睛明、球后、合谷治疗青光眼。

悬钟（足少阳胆经）

【定位与取穴】垂足取穴。在外踝尖上3寸，腓骨前缘凹陷中（图

82，视频56）。

附注：《针灸甲乙经》记载"悬钟，在足外踝上三寸动者脉中，足三阳络，按之阳明脉绝脉取之"，"动者脉中"指腓骨前的胫前动脉，以手重按此处，则足背动脉（足三阳之大络）停止跳动。只有外踝上3寸，腓骨前缘凹陷处有这个特点。根据临床应用，所以本书悬钟穴在外踝尖上3寸，腓骨前缘凹陷中。

【穴名释义】悬，悬挂；钟，钟鼓乐器。此穴在外踝上绝骨之端，似钟的凹陷处，故名悬钟。

【刺灸法】直刺1～1.5寸；灸5～15分钟。

【功能】清肝胆热，疏经活络。

【主治】颈项强痛，落枕，胸胁胀痛，伤寒热不退，咽喉肿痛，腹痛，腰痛，下肢肿痛、瘫痪，脚气，肩凝症等。

【按语】悬钟又名绝骨，系八会穴中之髓会。配风池、风门、巨骨治疗颈项强痛。配环跳、风市、梁丘、足三里治疗下肢挛痛、麻痹和瘫痪。

阳辅（足少阳胆经）

【定位与取穴】垂足取穴。在外踝尖上4寸，腓骨前缘两筋间（图82，视频56）。

【穴名释义】阳，外为阳；辅，辅助，辅骨。此穴在小腿外侧腓骨前方，腓为胫之辅，故名阳辅。

【刺灸法】直刺1～1.5寸；灸3～5分钟。

【功能】清肝胆热，疏经活络。

【主治】头痛，目痛，胸满，胁痛，腋下肿痛，坐骨神经痛，下肢挛缩、麻痹、瘫痪，半身不遂等。

【按语】阳辅系胆经之经穴。配环跳、风市、阳陵泉、足三里治疗下肢偏瘫。

丘墟（足少阳胆经）

【定位与取穴】垂足取穴。在外踝前下方凹陷中（图83，视频56）。

【穴名释义】丘，丘陵；墟，同虚。此穴在如丘陵的外踝前下方，空虚的凹陷处，故名丘墟。

【刺灸法】直刺3～8分；灸3～5分钟。

【功能】清肝胆热，舒筋利节。

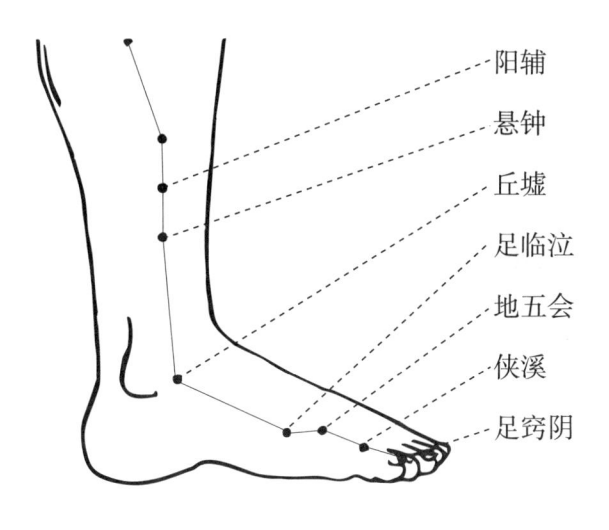

图83 下肢外侧腧穴12

【主治】颈项强痛，胸胁胀痛，腋下肿痛，胆囊炎，半身不遂，腿痛、转筋、麻痹，外踝和足跟肿痛等。

【按语】丘墟系胆经之原穴，有清泻肝胆的作用。配肝俞、胆俞、期门、日月、中脘、阳陵泉治疗胆囊炎。配悬钟、解溪治疗外踝肿痛。

足临泣（足少阳胆经）

【定位与取穴】垂足取穴。在足背，小趾与第四趾的趾缝纹头后1.5寸，小筋后骨缝中（图83，视频56）。

【穴名释义】足，足背；临，居高临下；泣，泪下曰泣。此穴在足背，主治郁闷不舒哭泣之症，故名足临泣。

【刺灸法】直刺3～5分；灸3～5分钟。

【功能】清肝胆热，疏经止痛。

【主治】头痛，耳鸣，目痛，目眩，胸满，胁肋胀痛，瘰疬，疟疾，热病，往来寒热，乳痈，月经不调，足背肿痛等。

【按语】足临泣系胆经之输穴，八脉交会穴之一，通带脉，有疏肝解郁、理气止痛之功。配肝俞、期门、外关治疗两胁疼痛。配大椎、陶道、外关治疗疟疾。

地五会（足少阳胆经）

【定位与取穴】垂足取穴。在足背，小趾与第四趾的趾缝纹头后约1寸，小筋前骨缝中（图83，视频56）。

【穴名释义】地，地下；五会，五经交会。此穴在足部为地，胆经之气与其他五经之气在足部交会相通之处，故名地五会。

【刺灸法】直刺3～5分；灸3～5分钟。

【功能】清肝胆热。

【主治】目赤肿痛，腋下肿痛，吐血，足背肿痛、麻木等。

侠溪（足少阳胆经）

【定位与取穴】垂足取穴。在小趾与第四趾的趾缝纹头后凹陷中（图83，视频56）。

【穴名释义】侠,同挟;溪,水沟。此穴在小趾与第四趾夹缝如溪的中间,故名侠溪。

【刺灸法】向下斜刺3～5分;灸3～5分钟。

【功能】清肝胆热,疏经活络。

【主治】头痛,眩晕,目痛不明,颊肿,耳鸣,耳聋,胸胁胀痛,浮肿,疟疾,热病,全身串痛,足背肿痛,麻木,足趾挛痛等。

【按语】侠溪系胆经之荥穴,有疏肝清热的作用。配听宫、听会、翳风治疗耳鸣、耳聋。

足窍阴(足少阳胆经)

【定位与取穴】伸趾取穴。在四趾外侧,趾甲角外约1分(图83,视频56)。

【穴名释义】足窍,足下空窍;阴,阴经。此穴在足趾,是足少阳交于足厥阴之处,和头窍阴上下相应,主治目痛、耳聋等症,两穴基本相同,故名足窍阴。

【刺灸法】斜刺1～2分;灸3～5分钟。

【功能】清肝胆热。

【主治】头痛,失眠,目痛,心烦,咳逆,哮喘,咽喉肿痛,舌强,胸胁胀痛,热病,耳聋,手足烦热等。

【按语】足窍阴系胆经之井穴,有清热养阴之功。配颊车、翳风、合谷、少商治疗咽喉肿痛。

附录1　郑氏针法学术流派发展渊源与传承

甘肃郑氏针法学术流派，在长达一个多世纪的历史发展传承过程中形成了独特的学术思想，具有完整系统的学术观点，特色优势明显。郑氏针法源出《黄帝内经》《难经》，脱胎自元明之际，家学传承，以其独具特色的针灸学术思想理论体系，以及独特的针刺手法体系、卓越的临床疗效，享誉海内外。

郑氏针法主要创始人郑毓琳是我国现代最卓越的针灸家之一。郑毓琳14岁起随叔祖郑云祥及舅父曹顺德学习针灸，18岁时拜博野县名医霍老顺为师，学习四载。郑毓琳不仅秉承家学，而且勇于创新，成功地将气功与中国传统针法相融合，形成了一套独具特色的针法，用于治疗眼疾重症等。郑毓琳仙逝后，其长子郑魁山继承父业，在郑毓琳治学思想和治疗针法的基础上，深入研究，不断提高，形成了独特的"郑氏家传针法"，并因其疗效卓著而引起国内外同行的关注。

郑氏针法历经四世传承，至郑魁山已形成了一套完整的针刺手法操作体系，其不仅对中国传统针刺手法中的单式、复式手法有所发展，更在此基础上创制了独门家传绝技。郑魁山在"烧山火""透天凉"传统针法的基础上进一步钻研，将"烧山火"删繁后成"热补法"，"透天凉"就简后成"凉泻法"，并将之编入《针灸集锦》《针灸补泻手法》等书。郑魁山还在家传经验及临床实践的基础上，以中医学八纲辨证、八法治病理论原则为指导，创立了针灸的汗、吐、下、和、温、清、消、补的"针刺治病八法"，以及相关针刺手法，如二龙戏珠、喜鹊登梅、老驴拉磨、金钩钓鱼、白蛇吐信、怪蟒翻身、金鸡啄米、鼠爪刺等，从而确立了针灸治病的辨证思维及临证施治手法，使辨证、选穴、手法有机结合，为后学者的学习和实践提供了理论依据。他的"传统针灸取穴手法""传统针刺手法"被制成录像片，供学院针灸教学使用，并获甘肃省高校优秀成果奖、西北五省奖和北京中国中医药博览会神农杯优秀奖。

郑魁山还在临床中形成了一套独具特色的针刺手法，如"温通法""穿胛热""过眼热""关闭法"等，其中"穿胛热"手法针刺天宗穴时，可根据病情需要使热感传到前胸或上肢，对治疗漏肩风等病症疗效卓著。另外，郑魁山对"子午流注"及"灵龟八法"也有深入的研究。他说："这是针灸学天人合一的精华所在，是古典的时间治疗学，应用它可大大提高临床疗效，并为一些棘手的疑难杂症开辟了一条治疗新途径。它不仅是针灸学的研究方向，更是现代医学发展的必然方向。"他潜心钻研，最终将纳甲法、纳子法、子午流注、灵龟八法及"六十花甲子"融合在一起，成功研制了一个袖珍式的"子午流注与灵龟八法临床应用盘"，有3种选穴方法和多种功能，不用推算，不到半分钟就可找到当日当时的所开穴，极为方便，它可与采用电子技术制造的子午流注仪相媲美，给针灸医、教、研提供了重要的工具，并为在时间医学和针灸、中药等治疗中探讨优选法创造了条件。

1954年，郑魁山被任命为华北中医实验所主治医师，其父郑毓琳也被聘为针灸专家。同年10月，郑毓琳被任命为卫生部中医研究院针灸研究所第3室主任，郑魁山任第3室具体负责人，主要负责党和国家领导人及外宾的医疗保健，进行针灸研究及教学，整理郑氏针法经验绝技，并带徒施教。先后有孟昭威、张缙、裴廷辅、曲祖贻、李志明、尚古愚、王德深、吴希靖、杨润平、魏明峰、金仁琪等10余人受业于郑氏门下，这些人后来都成了我国针灸界的资深专家、教授。

70年代，郑魁山被下放到甘肃成县县医院，1982年，郑魁山调入甘肃中医学院，任针灸教研室主任。1985年其与其他同志共同创建了针灸系，并任第一任系主任、教授。1992年甘肃中医学院针灸系经国务院学术委员会批准，创建了学院唯一的硕士研究生培养点，其担任研究生导师组组长。郑魁山在甘肃中医学院20余年的医、教、研过程中，培养出了一批传统针法的继承弟子、硕士研究生和千余名针灸实习医生，这些传承人现分布于国内外，在临床中均发挥着重要作用，诚可谓桃李遍天下。

在郑魁山的亲自培养和指导下，以郑俊江等为代表的第五代学术传承团队继承整理和完善了郑氏针法，积极开展郑氏针法的传承应用、机理探讨和技术创新研究。围绕传统针刺手法临床应用与技术创新研究，在继承郑氏温通针法之"过眼热""穿腮热"技法的基础上，发挥创新"通督热"和"周天热"技法，在冠心病、头面五官疾患、脑病、风寒湿痹证和眼底病的临床治疗中取得了显著疗效。完成的"十五"国家科技攻关计划项目课题"郑魁山针灸学术思想及临证经验研究"获甘肃省科技进步三等奖、甘肃省皇甫谧中医药科技一等奖；郑氏手法其他研究成果还获甘肃省皇甫谧中医药科技二等奖、兰州市科技进步一等奖。承担完成多项国家自然科学基金、省自然基金项目以及国家中医药管理局"郑魁山传统针法及临证经验传承研究工作室项目"。出版论著6部，发表论文60余篇，为郑氏针法的临床应用提供了理论基础与依据。第五代传承人不断努力，将郑氏针法传承弘扬至国内乃至海外，形成了独具特色并在国内外有一定影响力的甘肃郑氏针法学术流派。

在第五代传承人的培养和指导下，第六代传承人对郑氏针法代表性针法"热补、凉泻"法、"温通"法、家传针刺特技八法（二龙戏珠法、喜鹊登梅法、金钩钓鱼法、白蛇吐信法、怪蟒翻身法、金鸡啄米法、老驴拉磨法、鼠爪刺法）以及郑氏针法学术思想、流派发展渊源开展了大量的理论和临床研究，发表学术论文百余篇。为继承发扬郑氏针法传统针灸特色奠定了基础。

附录2　郑氏针法流派主要学术思想

1.注重"针""气"结合，强调得气守神："针"指针刺，"气"指气功。郑魁山言"太极动静晨中求，真气精神夜双修"。其同父郑毓琳均认为练气功是针灸医生的一项基本功，注重气功与针体的结合，"势若擒龙，力如伏虎"，意气相随，刚柔并济，并总结出一套独特的"练针法"。强调练肩、肘、腕三关，以舒利关节，强筋壮骨，使肢体灵活。施针时左手推按有力，刚柔协调，揣穴准确，力量持久；右手进针迅速，动作灵巧，得心应手。《灵枢·本神》云："凡刺之法，必先本于神。"针法之要在于守神，故郑毓琳云："得气即为神至，守气便是守神。"郑魁山也认为欲守其神，医生必先安神定志，专心操作；患者应心平气和，仔细观察，使神内守，最终达到气至病所。

2.重视八纲辨证，制定"治病八法"：郑魁山临床诊断注重"四诊合参"，临床辨证治疗注重八纲辨证，其结合临床经验，创立了汗、吐、下、和、温、清、消、补的"针刺治病八法"，从而确立了针灸治病的辨证思维及临证施治手法，使辨证、选穴、手法有机结合，为后学者的学习和实践提供理论依据。

3.突出"押手"作用，强调双手配合：《难经·七十八难》云："知为针者信其左，不知为针者信其右。"郑魁山强调在针刺前先用左手（押手）拇指或食指揣穴，似"侦察兵"的作用，是"气至病所"的前提，更是无痛进针的玄机。郑魁山提出了分拨、旋转、摇滚、升降等"揣穴法"。郑魁山非常重视左右手的配合，认为在揣穴、进针、候气、气至病所和守气等的实践中，必须注重双手有机、灵活的配合应用，如针刺风池穴时左手的"推按"，关闭法时左手的"加重压力"等。另外，双手配合也是一些复式手法取得成功和有效的关键。

4.遵循辨证选穴，强调补泻手法：郑魁山在临床制定针灸处方时，遵循辨证选穴的原则，通过全面彻底地了解患者的病情，然后选穴，宜精、准、少，再施以不同的针刺手法，以提高临床疗效。如郑魁山治疗昏迷不醒，主穴选人中，配穴则根据不同的证型选穴：中暑昏迷配承浆、十宣、气海；中风昏迷配十宣、承浆、合谷、丰隆；晕针昏迷配内关、中冲；失血昏迷配气海、三阴交、大敦、隐白。补泻手法是针刺治病的基本法则，郑魁山认为辨证施术时应"该补即补，当泻即泻""补针补至针下沉紧，泻针泻至针下松空"。如治疗经闭、痛经时，通过补合谷、泻三阴交，达到行气活血、通络止痛；治疗月经过多、崩漏时，可泻合谷、补三阴交，以调理气血。

5.精简创新针法，提倡时间针灸：由于传统的"烧山火""透天凉"针法操作难度大，郑魁山结合自身临床经验，在不失疗效和精髓的基础上将其简化为"热补法"和"凉泻法"。其曾用热补法，针风池，配肝俞、肾俞，治疗视神经萎缩，可使视力明显提高。在临床实践中，郑魁山创立"温通针法"，补泻兼施，通过"温、通、补"手段以达到温经通络、祛痰化浊、祛风散寒、行气活血、扶正祛邪等作用，结合相关配穴可治疗各种临床疑难杂症。后来又由"温通针法"演变总结出"穿胛热""过眼热"等特色手法，对治疗漏肩风、眼底病等疗效显著。郑魁山还提出穴位埋线疗法，开创了穴位埋线治疗小儿麻痹症的先河。郑魁山认识到时间对疾病治疗的重要性，潜心研究"子午流注"和"灵龟八法"，将纳甲法、纳子法、子午流注、灵龟八法及"六十花甲子"融合在一起，成功研制了袖珍式"子午流注与灵龟八法临床应用盘"。

不同中医流派各具特色，郑氏针灸在继承传统针灸思想的基础上，不但形成了一套独具特色的理论思想，如郑氏针灸治病八法理论、穴性和功能相结合的腧穴功效理论、腧穴配伍与针法相结合形成的治法处方体系，而且在继承古典针刺基本手法基础上，形成了独特的郑氏特技针刺手法体系，主要包括家传针刺特技八法（二龙戏珠法、喜鹊登梅法、金钩钓鱼法、白蛇吐信法、怪蟒翻身法、金鸡啄米法、老驴拉磨法、鼠爪刺法）；创新"热补、凉泻"针法，"温通法""穿胛热""过眼热""关闭法"等简便实用的针刺手法，形成了独特的针法风格，体现了务实求效的学术特点，尤其是独具特色的针刺操作技术，使其临床治疗效果大大提高。

附录3　郑氏针法学术流派代表性传人

一、郑毓琳（第三代传人）

公元1896年，郑毓琳先生出生于直隶保定府安国县（今河北省安国市）北娄村。其叔祖郑云祥是当地有名的宿儒和针灸名家，郑毓琳6岁起便随叔祖学习四书五经，10岁时开始了针灸理论的系统学习和临床跟教，16岁时便通读了《内经》《针灸甲乙经》《针灸大成》等中医经典著作。而后又拜其舅父安国名医曹顺德为师学习针灸2年，18岁时又被博野县的针灸、气功大师霍老顺收为弟子，尽得其传，至22岁出师行医时，声名迅速播及安国、博野、肃宁、深县、安平等县及京郊。他恪守祖训，不问贫贱，不计报酬，不论天黑路远，患者有求必应。

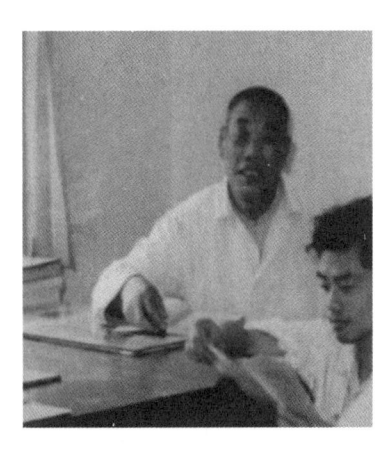

郑毓琳（1896—1967）是我国现代卓越的针灸家之一。他一生秉承家学，勇于创新，成功地将气功与中国传统针灸针法相融合，形成了一套独具特色的郑氏针法，治疗眼疾重症等疗效卓著。

民国八年（1919）春，安国一带麻疹散发流行，许多病儿因服药困难，死亡无数，令当地诸多名医棘手。郑毓琳先生运用针灸、点穴等方法大显身手，所诊患儿无一死亡，以致门庭若市，郑先生也因此7个昼夜未能合眼。其中患儿郑某，女，3岁，患麻疹3日，高热惊厥不止，呼吸窘迫，面色青紫，喉中痰声辘辘，经他医误治疹毒内陷，命悬一线，转求于郑先生。郑毓琳疾用右手拇食二指掐住患儿双侧人迎穴，中指点压天突穴，使其向上憋气，吐出恶痰若干，复用食指点压患儿膻中穴，惊厥立止，面转红润，麻疹复出，患儿得救。一旁观诊者悄无声息，面面相觑，继而掌声雷动。郑氏内功针法之神奇不胫而走。

郑毓琳先生不仅是一名杰出的针灸家，更是一位具有强烈民族自尊心的爱国者。他不仅身体力行，还教诲影响了子孙。1937年卢沟桥事变后，日寇铁蹄踏及安国县，吕正操将军驻守此地，号召军民同仇敌忾，共同抗日。郑毓琳积极捐献大洋1000圆，战马18匹，掀起了当地"支前"热潮。

民国期间，教育总长汪大燮及后来的国民政府都出台了废止中医的议案，郑毓琳淡然处之，唯一能做也必须要做的是苦练针技，把中医针灸在民间的根扎得更牢。时至建国初期，卫生部副部长王斌再次旧调重弹时，他便与其子郑魁山决然抨之。

1943年10月，郑氏父子通过华北中医考权处的中医师资格考试，开始了他们正式在京从医的历程。新中国成立后，他们的诊所位于西单旧刑部街奉天会馆内，门前是单行车道。因疗效卓著求诊者众多，其中不乏党政机关领导，所以交通经常堵塞。交警无法，只好请求会馆领导，把奉天会馆大院作为郑氏针灸门诊的停车场。

1952年，郑魁山受卫生部派遣赴山西给抗美援朝归来的志愿军疗伤。少了爱子协助的郑毓琳先生更是忙得不可开交。此时，既有齐燕铭、彭加伦、高克林、钱俊瑞、乔明甫、范长江等领导同志及荆杰、孙耕野、王雨亭、张滨黄、张文豹、钟华等一批政务院（后改称国务院）领导陆续前往就诊，还有蔡畅、邓颖超、卓琳等经过郑毓琳先生精心治疗，都收到了满意的效果。即使如此，郑毓琳先生依然原则性很强，不管就诊者职务高低，与平民同等对待，一律按就诊先后顺序依次治疗，颇得佳誉。

同年10月，华北中医实验所合并于卫生部中医研究院（后改称中国中医研究院，现为中国中医科学院），郑毓琳担任针灸研究所最重要的第3研究室主任至临终，主要负责担纲中国传统针灸针法的研究暨郑氏家传针法的整理及传教，并负责中央首长及外宾的医疗工作（其他2个研究室主要负责针灸基础理论研究及梅花针的应用，主要由孙惠卿、叶心清等负责）。此时，更有周恩来、李富春、李先念等中央领导就诊于郑毓琳先生。为了感激和鼓励郑先生，1954年10月国务院秘书长齐燕铭抄录一篇《人民日报》社论相赠，1955年1月何香凝老人则亲绘"梅花傲雪"扇面以赠。一次在给周总理治完病后，总理留下先生共进晚餐，表扬了郑氏父子的业绩，鼓励他们积极进取，为新中国的针灸事业奠好基、带好头。餐后，由邓颖超带领在中南海划船游览。此后每年的国庆总理总不忘亲切邀请郑氏父子到天安门城楼上观礼。

在周总理的关怀下，郑毓琳老先生彻底改变了家庭传承的保守思想。在既往50余年的历程中，针灸绝技在子女中他只传了长子郑魁山一人，外人更是无从说起。而在中国中医研究院这个大舞台上，他付出了百倍的热情，在党中央、毛主席和周总理的亲自安排下，在中医研究院开办了全国针灸高级师资进修班，经过严格的政审，先后有郑魁山、孟昭威、孟昭敏、张缙、裴廷辅、曲祖贻、李志明、尚古愚、王德深、吴希靖、杨润平、魏明峰、金仁琪、王岱等10余人投在郑氏门下，学习针灸针法绝技。后来这些弟子都成为我国针灸界资深的专家和教授，为后来新中国的中医学院建设、教学、科研、临床作出了贡献。1958年夏，卫生部在中华医学会礼堂举办了中医针灸培训班，郑毓琳父子负责主讲针灸学。1959年初，又应邀到北京大学、北京中医学院、亚非疗养院讲授针灸学。郑氏针法也由点到面，从北京辐射到整个华夏大地，谱就了新中国针灸事业发展的绚丽篇章。

新中国成立初期，由于西方英美国家的孤立政策，一直影响着新中国外交的进程。而作为中国传统文化精华的针灸无疑对外国人有着神奇的吸引力，当他们尤其是外国领导罹病久治不愈时，他们想到了中国针灸，而作为当时中国针灸的领军人物郑毓琳先生无疑又是他们不二的选择。当他们从郑先生身上真正体会到中国针灸的神奇时，便又安排新的使命——外交纽带。1954年年底，阿尔巴尼亚议长马尔克访华，毛泽东主席亲自接见，并把同来的要学习中国传统文化的两名学生安排到中国中医研究院参观学习。他们对中国针灸产生了极其浓厚的兴趣，每人让郑毓琳先生给扎了一下合谷穴，要亲身体会中国针灸的神奇。

1958年春，印度共产党中央书记江博卡（音译，女）患类风湿性关节炎多年，手不能握物，腿难伸直，卧床1年，多方求治无效，极其痛苦，便向中国政府提出要求，请郑氏父子治疗。深受领导重托的郑毓琳先生精心诊治，运用"烧山火"等针法绝技治疗1个月后，患者病情大见好转，已能下地行走，半年后康复回国。临走前，诚邀郑氏父子合影留念，并赠送印度留声机一部和唱片多张。还把她的保健医生巴苏留下，跟随郑氏父子学习"中国神针"。巴苏回国后，印度政府又派来两名医生继续学习。自1956年，经政务院及卫生部批准，在中医研究院又先后成立了苏联、印度、越南、朝鲜等国专家班，由郑毓琳父子任主讲。这不仅给友邦培养了大批合格的针灸医生，更使中国针灸及郑毓琳的名字响彻异域他邦。中国针灸已走出国门，造福世界。

郑毓琳先生之所以门庭若市，艺惊幽燕，关键在于他将中国传统的针刺手法与家传手法相融合，并结合内功而创造的独具特色和独具疗效的"郑氏针法"。其核心有六：其一，注重双手配合取穴针刺，先用左手拇指或食指揣穴、点穴，以激发经气，使气至病所，而后发功进针，这是一些复式手法成功和有效的关键，同时更是无痛进针的妙诀；其二，开始了中医"汗、吐、下、和、温、清、补、消"8种治法的针法探究，使临证者有法可依，也为后来郑魁山"针灸八法"理论的形成奠定了基础；其三，在配合内功的前提下，精简了一些操作方法，传统的"烧山火"手法简化为"热补法"，"透天凉"简化为"凉泻法"，这样不仅易于取得预期效果，更方便后学，另外还创制了"金钩钓鱼""金鸡啄米""老驴拉磨"等一系列针刺手法；其四，提倡取穴精而少，这和明代医家李梴的观点是不谋而合的，李氏称："针刺率一针为妙，多则三五针，再多可耻"(《医学入门》)；其五，注重对"子午流注"与"灵龟八法"的研究和应用，郑先生笃信它是治疗和攻克疑难重症的钥匙，是应对突发不明疾病的法宝，是中医学文化百花园中的奇葩，即使在"文革"时，老人家依然坚持以"阴四针""阳四针"的称谓应用于患者，疗效惊人；其六，重视望诊与脉诊"神""巧"结合，相得益彰。

郑毓琳先生能够信心百倍地面对他接诊的患者，他对患者有十足的仁爱之心，经常不收取贫苦人家的诊费，还免费安排食宿。但他也是严谨和严厉的，对待不遵医嘱的患者，他会厉言以对，甚至拒诊，即使是时任中央组织局局长的张文豹也不例外。1951年11月，张文豹左眼视物模糊，经同仁、北大、中苏友好医院诊治无效，苏联专家建议到莫斯科治疗，经最高人民检察院院长高克林介绍求诊于郑毓琳先生。郑先生经望诊和脉诊后，认定系失血后未及恢复又受外伤以致眼底瘀血阻滞眼络。张文豹回忆乃1年前先为别人输血后又在机关篮球赛时击中左眼。治疗时，郑先生发功后予风池穴、睛明穴"烧山火"针刺手法，又于太阳穴处施"喜鹊登梅""二龙戏珠"针刺手法后，嘱其回家后不管眼部多热也不准上眼药、饮冷水。张文豹返家后，眼部果然热极难耐，自作主张点了眼药水，第2天如实告知郑先生后，郑先生决然拒诊，后经高克林调解方才续治。半个月后，张文豹左眼视力进步，3个月后恢复正常。而后，郑毓琳父子与北京协和医院合作，在运用中医辨证论治的基础上，运用"热补法""凉泻法""喜鹊登梅""二龙戏珠"等绝技又治好了钟华等91例视网膜出血患者及24例视神经萎缩患者，有效率达90.2%。关于治疗眼疾的重要学术论文《针刺治疗41例视网膜出血的初步观察》《针刺治疗91例视网膜出血的实验观察》《针刺治疗24例视神经萎缩的初步观察》《针刺治疗眼病的法则和穴位》《针刺治疗118例青年复发性视网膜玻璃体出血的总结汇编》等，获卫生部1958年科技成果奖。协和医院罗忠贤教授说："用针刺热补法，使患者眼内发热，通络化瘀生新，既安全可靠又节省费用，比西医的发热疗效高，应当肯定。"在西医手术尚无良策的20世纪50年代，郑毓琳先生运用针灸手法治疗重大眼疾的成就，直至今日仍是中华第一人。他再次让世人领略了中国针灸的奥妙和神奇。

经络学说是中医学最重要的基础理论，更是针灸科研与临床实践的理论依据。现代医学因找不到经络的解剖实质，就妄言经络学说是"伪科学"并抨击之。20世纪50年代，以郑毓琳、承淡安、郑魁山等权威专家为首倡的"经络实质研究"蓬勃兴起，郑魁山任组长，由北京协和医院等10家医院协作。他们的早期研究，不仅开创了中国针灸"经络实质"研究的先河，更为20世纪70代后期针灸学者的后续研究奠定了基础，指明了方向。

中国传统文化的修养，诊余不忘研经读典。他常教诲学生说："针灸是中国传统文化的一部分，不要把它们割裂开来，要整体系统地学习，这样才能悟会之，才能掌握之。"他在繁忙的工作之余，经常不厌其烦地给学生们讲解《易经》，教授气功。

他一贯主张医者要苦练针技，绝不允许拿患者的生命做实验。他指导学生练针时要求最多的是练指力，认为这是一种内功与针体的完美结合——"势若擒龙，力如伏虎"，意气相随，刚柔相济。其意在于以医者之宗气补患者元气之不足或调整失调之气机以达平衡态。他还把自己几十年的临床经验毫不保留地传授给了学生，例如他在教授"穿胛热"手法时，每天讲解演练竟达10余次，他还给每个学生扎一次，让大家真正体会这种绝技中热感传递的奇妙。

他勤于总结，除了上述重要学术论文外，还有《针灸治愈急性类中风的验案》《针灸治愈畸形性脊椎炎一例》《郑毓琳常用的八种针刺手法》《针灸治疗颜面神经麻痹38例疗效报告》《64例高血压临床辨证分型针刺疗效报告》《针刺热凉补泻手法治疗胃脘痛50例报告》《针刺治疗失眠30例》等。

在"文化大革命"中，郑毓琳先生被批斗，还让他钻进中医研究院的锅炉里清理灰垢。先生却乐观地说："当年太上老君把孙悟空装进炼丹炉，竟成火眼金睛，后终成佛。我也在准备接受考验！"怎奈，老先生年高体弱不堪折磨，于1967年与世长辞。他的学术特点、医疗专长已被收入1987年天津科学技术出版社出版的《当代中国针灸临证精要》和1988年上海辞书出版社出版的《中医人物辞典》中，《中国中医研究院人物志》一书载有其传记。

郑毓琳先生是我国针灸界的著名学者和临床医家。早在50年代，卫生部中医研究院建院初期，郑老先生就作为业务骨干调入我院，并在有生之年为我院的科研、医疗和教育工作作出了杰出的贡献。尤其在学术上，郑老先生经过多年的临床实践和对传统针法的对比，形成了独特的治疗针法，对弘扬中医学作出了杰出的贡献。

——本文摘自1996年中国中医研究院致"国际郑氏传统针法学术研讨会"函

二、郑魁山（第四代传人）

郑魁山于1918年12月出生于河北省安国县的针灸世家，16岁他跟父郑毓林先生学习针灸，1947年在北京考取中医师；1951年从卫生部中医进修学校毕业；1954年任华北中医实验所主治医师，同时在政务院医务室为中央首长诊疗；1955年在中国中医研究院针灸研究所任针三室主任，并承担针灸高师班、外国专家班、国际班教学任务；1970年下放甘肃成县在县人民医院任副主任医师；1982年调甘肃中医学院任教授，开始着手组建针灸推拿系，先后担任针灸推拿系主任、名誉主任、硕士研究生导师；曾兼任中国针灸学会荣誉理事，针法灸法分会和美国国际整体医学研究所高级学术顾问，甘肃针灸学会名誉会长，甘肃郑氏针法研究会荣誉会长，日本后藤学园和英国东方医学院客座教授，中国针灸专家讲师团教授，世界针灸杂志英文版和中华现代中西医杂志编委，世界教科

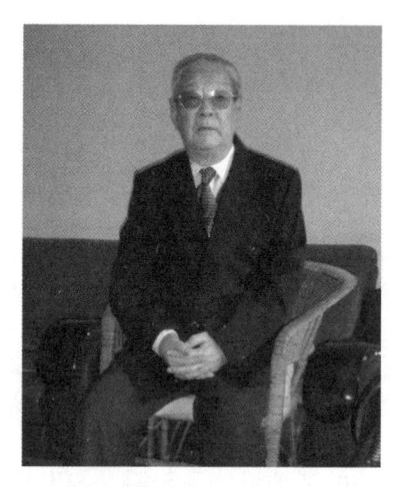

郑魁山教授（1918—2010），中国当代著名针灸学家，当代针灸领域中手法派的杰出代表，中国针法研究之父，西北针王。

文卫组织专家成员等职务。

2010年2月21日2时，因病医治无效而在兰州逝世。

1.秉承家学，博汲医源，精勤不倦：郑魁山出身于针灸世家，从小师从父亲郑毓琳。而郑毓琳自14岁起就随其父郑老勋及舅父曹顺德学习针灸，18岁时又拜博野县名医霍老顺为师，学习四载后，针技日臻完善，屡起沉疴，声名鹊起，誉满京南。每天求诊者门庭若市，其中有布衣百姓，也有晚清的达官贵侯。翰林太傅蒋式芬之爱女芝歌身患痼疾，病情恶化，众多名医已然束手。慕名求诊后，一针见效，经半年调治痊愈。蒋式芬亲书中堂一副"慈善高师法巨天，神术秘诀中指点。精微奥妙常来转，针灸去病似仙丹"以赠，并亲为传名。就是在这样的家庭环境中，郑魁山自幼耳濡目染，对针灸怀有深厚的情感，并在父亲带教下系统学习了中国传统文化，从四书五经开始，而后又诵记了《内经》《难经》《针灸甲乙经》《针灸大成》等经典医学名著。郑毓琳对中国传统文化的造诣和对中国传统针灸针法的研究，注定了他的不平凡，也为日后郑魁山事业的发展奠定了基石。每天父亲坐堂出诊，他都侍诊其后，风雨无阻十几个春秋，让他熟识了病证的多样性和多变性，熟练了针灸针法的操作手法和临床技巧，体察人世间的疾苦，也让他更明白了作为一名医生的光荣性和艰巨性。

郑魁山通过勤学苦练，继承了郑氏家传手法和治病秘方。打下了治学的坚实基础。郑氏家传手法是其父毓琳先生在改进"烧山火"、"透天凉"手法之后，又将古代复杂的针刺手法经过长期临床实践简化，具有简便、易学、实用、效速的特点。郑氏家传针灸治病秘方是根据郑氏几代人的临床实践，总结出的疗效显著的针灸手法与配穴。这些构成了郑魁山针灸学术的主体。

重视针灸基本功是郑氏针灸学术思想的基石，气功是针灸医师的基本功之一，郑魁山始终坚持习练，他认为气功锻炼精、气、神，作为优秀的针灸医师，应当习练。古人云："凡刺之真，必先治神。"治神要求做到"经气以至，慎守勿失，浅深在志，远近若一，如临深渊，手如握虎，神无营于众物""神在秋毫，属意病者"，说明治神的关键是医者能调心守神，将自己的精气神集中于针下。要做到这一点，就必须进行特定功法的练习，增强本身的元气。医生通过气功锻炼，针刺时才能更好地使自己的补泻意念集中于针下，作用于患者，更好地体会针下气至冲动。当功力达到一定程度后，医生能随自己的意念，将内气外发，在针刺操作过程中，这种离体的内气所产生的能量，通过针体作用于腧穴，增强得气感，达到意气相随、刚柔相济、气随意走、意到气到的境界。练气功还强调练肩、肘、腕三关，以利气的通畅，强筋壮骨，使肢体灵活，施针时才能左手推按有力，刚柔协调，揣穴准确，力量持久；右手进针迅速，动作灵巧，得心应手。一旦触到针下冲动，可以及时应用补泻手法和"守气"。在临床施针时针灸医生应做到精神集中，调心守神，以意提丹田之气，使之从胸到肩、肘、腕、手，由针体传到病者体内，并能专心致志地体会针下感觉，观察患者的反应，从而发挥针刺与气功的双重作用，最大限度地调动起病者机体的自身调节功能。

郑魁山始终坚信作为一名负有救死扶伤责任的医生，必须要有很好的医德。医德高尚，关心患者，平易近人，是郑魁山的一贯风格。不论在农村还是城市，不论对领导还是群众，工人还是农民，只要有求于他，都一视同仁，精心治疗。在成县工作时，他的家几乎成了临时家庭医院，患者随到随医，不收分文。

郑魁山谨守家学之道，在学术上一丝不苟，对事业精益求精，临床中待患如亲。而在工作之余兴趣广泛，尤爱书法，他认为习练书法与习练针术具有相通之处，两者可相得益彰。

2.谨记医训，恤家国含灵之苦，矢志不移：在郑魁山20岁那年，父亲为他举行了一个出师仪式，亲朋好友齐聚一堂，父亲郑重地送给他两件礼物：一把雨伞，一盏马灯。并凛然相诫：今后行医，不论刮风下雨，路远天黑，病家有求必应，勿畏艰难困苦。作为郑氏针灸的第四代传人，郑魁山噙泪颔首，谨承家训，时刻铭记于心，这既是对父亲的感念，更是对事业的承诺。

郑毓琳作为一介儒医，具有极强的民族自豪感和民族自尊感，这也潜移默化地影响了郑魁山。民国期间，教育总长汪大燮提出"决意今后废去中医"，1929年国民政府卫生部又通过了《废止旧医以扫除医事卫生之障碍案》，中医面临灭顶之灾。郑毓琳义愤填膺，当闻及张锡纯等人振臂疾呼之际他充满了感动，看到了希望，唯一能做的也必须得做的是精研苦练针法针技，用疗效把中医在民间的根扎得更深更牢。这种刻骨铭心的经验教训，随着血缘的流淌渗入了郑魁山的骨子里。新中国成立伊始，卫生部副部长王斌再次旧调重弹提出"中医是封建医，应随封建社会的消灭而消灭"时，郑魁山协同其父郑毓琳决然抨击，直到中央政府高度重视中医为止。

抗日战争期间，郑毓琳、郑魁山父子先后捐献大洋1000圆、战马18匹。郑氏父子一面从事百姓诊疗及八路军伤员救治工作，一面宣传抗日救亡政策。1939年的一天，时任村经济主任的郑魁山在办理土地登记工作时，由于叛徒出卖被日军抓走，要他留在军营治病，郑魁山大义凛然断然拒绝。丧心病狂的日寇用蒺藜鞭抽打得他遍体鳞伤，又用刺刀挑伤他的双脚，计划送往731部队作试验品，幸好被地下工作者李焕文及时救出，才幸免于难，为新中国保留了一名坚强的战士和一位卓越的针灸家。

1943年，郑魁山随父进京行医。1947年在北京考取中医师资格，独立开业。1951年在新中国卫生部中医进修学校毕业，与栾志仁等创办了北京广安门联合诊所，任针灸顾问。1952年受卫生部派遣，任山西医疗队队长，为抗美援朝归国的志愿军伤员治病。他在太原市、太谷县、汾阳县等疗养院先后工作了43天，为近千人进行了治疗，疗效显著。返京后，卫生部领导听取了他的汇报，还专门召开了经验交流会。

"文化大革命"期间，郑魁山被下放到甘肃成县。

在成县的12年里，郑魁山和夫人孟昭敏一起一边抚育儿女，传承针技，一边为百姓治病除困。这段时间，他手把手地把家传针法绝技传给了每一个子女，其子郑俊江也不辱父命，后来成为甘肃中医学院针灸教学骨干力量。面对崇峦山沟土屋农家百姓的缺医少药，郑魁山通过深入调查，刻苦钻研，开创了以穴位埋线新疗法治疗小儿麻痹症的先河，有效率达到99.5%。当这个消息跨过崇山峻岭传遍中国、播及世界时，人们了解的不仅是郑魁山，更多的是给予中国针灸的关注。

"艰难困苦，玉汝以成"，这是郑魁山的座右铭。夫人孟昭敏更是经常劝他：眼前的困难是上苍对于我们的考验。坚定的信念让他永不言败，粗茶淡饭给了他更多的精力和动力。

永怀对百姓家国之大爱，纵有千难万险，潜心治学，矢志不移，终成针灸之大学。

3.郑氏针法，针坛奇葩，璀璨夺目：郑魁山是郑氏针法的传承者，也是郑氏针法之集大成者。郑氏针法历经四世传承，至郑魁山时已形成了一套完整的针灸手法操作体系，其不仅对中国传统针刺手法中的单式、复式手法有所发展，更在此基础上创制了独门家传绝技。

1951年11月，张文豹同志在机关排球赛中被球击中左眼部位，未及时治疗休养，次年3月初左眼底突然出血，经北大、同仁及中苏友谊医院诊治，均未见效，出现反复出血瘀积症状，导致严重视力障碍。经北京中医学会介绍转由郑氏父子治疗，每天针灸1次，用热补法，半月见效，3个月视力恢复，正常工作。协和医院眼科专家罗忠贤教授赞曰："用针灸热补法使患者眼底内发热，通络化瘀生新，既安全可靠又节省费用，比西医的发热疗法疗效高，应当肯定。"另外，郑氏父子还成功治疗了2万余例近视、斜视、眼睑下垂的患者。1957年，郑魁山又与北京协和医院合作研究视网膜出血及视神经萎缩，任副组长。运用"烧山火"手法使热感传至眼球，治疗91例，有效率达90.2%，获卫生部1958年科技成果奖。郑氏父子运用中医辨证论治原则，结合传统针刺手法，对眼科疑难病症的治疗成果，让世人对中国传统医学有了再认识，也让西医刮目相看。

在传统针刺手法中，"烧山火""透天凉"操作难度最大，让许多针灸学者只闻其名，不见其实，很多人演习终生也未见效。所以有些人便妄言"烧山火""透天凉"是古人杜撰的玄学，是欺世之举。郑魁山是在父亲那里学到的真传秘旨，但他也深感操作难度之大，不利后学者学习。于是，他在不失"烧山火""透天凉"精髓及疗效的基础上，由"烧山火"删繁后成"热补法"，由"透天凉"就简后成"凉泻法"，并把它们写进了《针灸集锦》《针灸补泻手法》等书，也传授给了他的学生们，让针灸学中的这一瑰宝广布流传，造福黎庶。

郑魁山还在家传及临床实践的基础上，以中医学八纲辨证、八法治病理论原则为指导，创立了针灸的汗、吐、下、和、温、清、消、补的"针刺治病八法"及相关针刺手法二龙戏珠、喜鹊登梅、老驴拉磨、金钩钓鱼、白蛇吐信、怪蟒翻身、金鸡啄米、鼠爪刺等，从而确立了针灸治病的辨证思维及临证施治手法，使辨证、选穴、手法有机结合，为后学者的学习和实践提供了理论依据。他的"传统针灸取穴手法""传统针刺手法"被制成录像片,供学院针灸教学使用,并获甘肃省高校优秀成果奖、西北五省奖和北京中国中医药博览会神农杯优秀奖。

郑魁山还在临床中形成了一套独具特色的针刺手法,如"穿胛热""过眼热""温通法""关闭法"等不胜枚举,其中"穿胛热"手法针刺天宗穴时,可根据病情需要使热感传到前胸或上肢,随心所欲,对治疗漏肩风等病症疗效卓著。

郑魁山对古人的"子午流注"及"灵龟八法"也有深入的研究。他说:"这是针灸学天人合一的精华所在,是古典的时间治疗学,应用它可大大提高临床疗效,并为一些棘手的疑难杂症开辟了一条治疗新途径。它不仅是针灸学的研究方向,更是现代医学发展的必然方向。"他潜心钻研,最终将纳甲法、纳子法、子午流注、灵龟八法及"六十花甲子"融合在一起,研制成功了一个袖珍式的"子午流注与灵龟八法临床应用盘",它有3种选穴方法和多种功能,不用推算,半分钟不到就可找到当日当时的所开穴,极为方便。1982年9月在石家庄召开的全国子午流注学术研讨会上,许多专家学者认为:它可与采用电子技术制造的子午流注仪相媲美,给针灸医、教、研提供了重要的工具,并为在时间医学和针灸、中药等治疗中探讨优选法创造了条件。

为了证明中国传统针刺手法的科学性,在郑魁山主持、带领下,完成了大量关于传统针刺手法机理研究的课题,如"针刺热补、凉泻手法对皮肤温度影响的实验观察""热补和凉泻不同针刺手法对失血性休克的实验观察""温通针法对急性心肌缺血损伤大鼠心肌酶、自由基、Ca^{2+}、心电图及形态学的影响""温通针法对大鼠实验性脑出血后急性期脑系数、脑组织含水量、Ca^{2+}、Na^+、K^+及血流变学的影响"等。这些科研成果不仅在国内领先,而且在国际上也有一定的影响。在传统针刺手法机理研究方面，其学术地位得到国内外同行的普遍认可和赞许，国际声誉也日趋提高。

郑魁山发表论文66篇。1958年，《热补针法对视网膜出血的研究》获卫生部科研成果奖；1996年，《烧山火针法对家兔实验性类风湿性关节炎的实验研究》获美国国际传统医学学术会议杰出论文奖；1999年，《热补针法对肾阳虚小鼠肾上腺皮质影响的研究》获新医药华佗杯国际论文大赛金奖，并载入《共和国名医专家大典》并获名医金奖；论文《热补针法对家兔高血脂防治作用的研究》载入《中华名医高新诊疗通鉴》并获名医金奖。出版专著14册，其中《针灸集锦》获甘肃省新长征优秀作品一等奖，日本京都中医研究会1983年翻译成日文出版；《子午流注与灵龟八法》，台湾千华图书出版公司1989年用繁体字出版；《点校针灸大全》《针灸问答》《针灸补泻手技》，日本东洋学术出版社1991年用日文出版。

三、郑俊江（第五代传人）

郑俊江，1950年8月30日出生于北京市，自幼聪慧，得祖父郑毓琳及父亲郑魁山耳提面命，悉心传授，针法精到。郑俊江致力于家学传承与发展不遗余力，积劳成疾，2015年2月27日13时16分辞世于甘肃省兰州市，享年66岁。

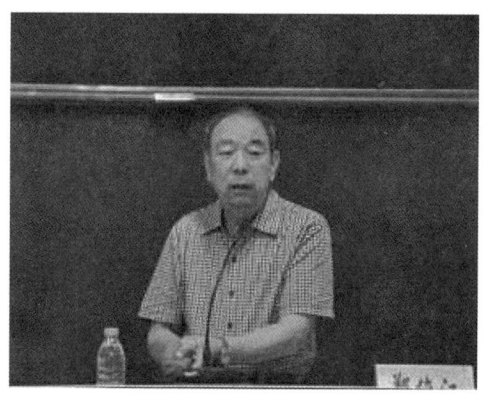

郑俊江，系郑魁山长子，退休于甘肃中医学院，曾任甘肃郑氏针法研究会会长。

郑俊江一生坎坷，但却仍坦然乐观，继承家学，勤学精进，为而不争，对郑氏针法的传承与发展作出了卓越贡献。郑俊江1963年9月至1968年8月就读于北京市第四十三中学；1968年8月至1972年12月到黑龙江生产建设兵团；1972年12月至1982年8月调任甘肃省成县陈院卫生院；1982年8月调入甘肃中医学院，协助郑魁山教授创建了针灸系。在中医学院郑俊江于医、教、研各方面都兢兢业业，深得全院师生的高度肯定。其操作中国传统针刺之难度手法"烧山火""透天凉"的成功率高达90%以上，世所罕见。并能熟练运用家传手法及"子午流注与灵龟八法"等绝技治疗常见病、多发病，尤以治疗神经性耳聋、面神经麻痹、面肌痉挛、中风后遗症、多发性神经炎等，疗效出众，深受患者好评。

郑俊江重视对家学的发掘与整理，与其父郑魁山教授合作出版专辑7部，发表论文29篇，并指导学生完成著作4部、论文数十篇。其参与的《针灸治疗传染性多发性神经炎24例》获甘肃省卫生厅科技成果二等奖，《热补凉泻对家兔失血性休克的实验观察》获甘肃省卫生厅科技成果奖，《烧山火手法对家兔风湿性关节炎的研究》获传统医学会会议国际杰出论文金奖，《中国针灸精华》录像片获甘肃省教委教学成果二等奖。《针灸补泻手法》获西南、西北地区优秀图书奖。《针灸硕士研究生临床能力培养的教学研究》获甘肃省教学成果一等奖。

郑俊江曾多次应邀赴中国中医科学院及天津中医药大学讲授郑氏针法，影响深远。2012年10月份受美国针协邀请赴美讲学，受到海外针界同仁的盛赞。